常见心理疾病康复
家属指南

主　　　编：白汉平

副　主　编：杨丽娟　戢汉斌　阳前军

编委会成员：赵　孟　刘晨亮　代　昊　刘　毅
　　　　　　李　琴　林雅娟　吴　微　刘　强
　　　　　　王玉群　钱　程　王嘉怡　尹　超
　　　　　　殷孟冬　郑　荣

插画设计：王晨海　胡昕欣

华中师范大学出版社

新出图证(鄂)字 10 号

图书在版编目(CIP)数据

常见心理疾病康复家属指南 / 白汉平主编
—武汉：华中师范大学出版社，2014.7（2017.2 重印）
ISBN 978-7-5622-6724-9

Ⅰ.①常… Ⅱ.①白… Ⅲ.①心理疾病—康复—指南 Ⅳ.①R395.2-62

中国版本图书馆 CIP 数据核字(2014) 第 154582 号

常见心理疾病康复家属指南

ⓒ 白汉平　主编

责任编辑：童雯　张红梅	责任校对：王胜　　封面设计：甘英
编辑室：幼教研发中心	电话：027-67867317
出版发行：华中师范大学出版社	
社址：湖北省武汉市珞喻路 152 号	邮编：430079
电话：027-67863426/3280（发行部）	027-67861321 （邮购）
传真：027-67863291	
网址：http://www.ccnupress.com	电子信箱：press@mail.ccnu.edu.cn
印刷：武汉鑫昶文化有限公司	督印：王兴平
字数：106 千字	
开本：787mm×1092mm 1/16	印张：8.25
版次：2014 年 8 月第 1 版	印次：2017 年 2 月第 3 次印刷
定价：20.00 元	

欢迎上网查询、购书

序

2013 年 6 月 10 日，我仿佛是一位心理疾病患者的家属，在浏览着这本《常见心理疾病康复家属指南》书稿，而且非常特殊的是，我是在珠海飞往上海的高空中，先睹为快地阅读这本书稿的。

在还没有阅读这本书稿之前，我在飞机上考虑：

如果我是一个心理疾病患者的家属，我想在书稿中了解什么呢？

首先，我想了解的是，所谓"心理疾病"到底是什么病，它的起始与发展如何，有多少危险，又有多少康复的机会。

其次，我要了解的是，这种疾病的治疗手段、治疗方法，以及有多少治疗手段、有多少治疗方法，能不能治疗，要多长时间，效果怎么样，会不会有后遗症。如果要应用药物治疗，是什么药，要多长时间，效果如何，有什么副作用；如果是心理咨询、心理治疗，要用什么方法，要多长时间，有没有效，会带来什么副作用；如果是药物与心理共同治疗患者，情况又会怎么样。

最后，我要考虑的是，我身为家属，要怎么做、做什么才能够让我的亲人恢复健康。

带着这些问题，我开始阅读这本书稿，一直到下了飞机然后又用了两个晚上，在上海基本上看完了它。然后又在返回珠海的飞机上，继续写着我的"序"。

这本书稿解决了上述我所产生的问题，尤其是目前常见的心理疾病（过去称为"神经症"）的发病过程和包括药物治疗及咨询的过程，都写得比较详细，比较深入浅出，还简单介绍了一些药物，让读者初步了解有关心理疾病的药物应用范围，还特别配了一些图画，图文并茂，更加深了读者的理解，让大家做到心中有数。而以往不少医学专业书籍写得太专业，一般群众不好理解。

书稿还特别指出并分清楚了"神经症"与"神经病"及"精神病"（精神分裂症等）的区别。让人们了解一般人经常说的"你神经病啊"是"精神病"的意思；而真正的"神经病"是指神经系统发生的器质性病变。

具体的在书稿中已经说得一清二楚，不用我赘述了，只要你认真阅读，自然开卷有益。

看了本书稿之后，突然产生了一些感觉，我觉得要特别指出的是以下一些观念：

首先，"人无远虑，必有近忧"，我们千万不要自己制造疾病。因为每个人都免不了有这样或者那样的心理状态，喜、怒、忧、思、悲、恐、惊，都是人之常情。没有必要将一些正常生活中出现的紧张焦虑通通如临大敌地当成"症"来对付，这些有不少可能仅仅是状态，只要我们稍加注意就可以缓解；即使是各种"症"，通过几方面的配合努力一般也可以痊愈。为什么很多临床医生往往将求医者的症状诊断为"某某状态"（如焦虑状态、抑郁状态等），因为这就等于给来访者暗示"状态"是容易调整的。

其次，"成人不自在，自在不成人"，我们一定要让自己的孩子"经风雨，见世面"，不要让他们"无忧无虑"地生活，要让他们自己独立自主地解决自己的问题，有一些烦恼是他们必然要面对及要靠自己解决的，我们家长是帮不上忙的。

再次，关于服药问题，我们要尊重有关医生的建议及决定，没有必要听信一些没有医学知识及药物知识的"亲戚"、"朋友"的建议。没错，"是药三分毒"，但是想一想"病了"又是几分毒呢，恐怕就不仅仅是"三分毒"的问题了。

最后，心理疾病患者的全程整合治疗问题是应引起高度重视的问题，所谓全程整合治疗，就是发病以后的系统治疗，"心理疾病患者"的全程整合治疗最好是"两条腿走路"——"一条腿"是药物，"一条腿"是心理咨询、心理治疗，要让心理疾病患者"自愿、自主、自发地"配合治疗。除此之外，还要特别强调心理疾病患者的自我治疗问题，"哀莫大于心死"，一定要学会"自己救自己"，尤其是"自己救自己"的"三板斧"——运动、活动、交往，有了这"三板斧"，我们的心理疾病虽然不会即刻烟消云散，但也不会翻起大浪。

写到这里，突然想到我最近经常讲的一句话："其实我们每个人都是井底之蛙，我们无非想成为一个蹲过几口水井的井底之蛙。"

看了这本书，我相信，你我就相当于又蹲过了一两口水井，对吗？

好了，从上海飞抵珠海的飞机正在下降，我得收笔了。

谢谢，尊敬的作者与读者！

周绍辉

2014 年 6 月 13 日　于南航 3752 航班上

目录

第一部分
常见心理疾病和心理问题

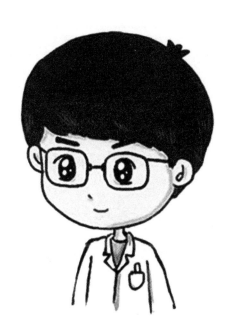

一、焦虑症

小徐，大二，最近不知道为什么总是莫名的心慌、胸闷，和同学吃饭、逛街的时候也经常出现烦躁、紧张等情绪，觉得情绪越来越难以控制，成天考虑以后是考研还是上班赚钱，同学、老师都安慰她，但是没有用处。其在校医务室做了检查也没有发现心脏问题，但症状逐渐加重，感觉身体不适，透不过气，总是感觉有什么大事情要发生，坐立不安，害怕自己会晕倒，不敢睡觉，怕睡着之后就醒不过来了，也不能上课，成绩下降明显。家人带她到多家医院进行了多种检查，均无明显异常。患者感到很痛苦，家人也很困惑。

1.这到底是什么疾病？

焦虑症，又称焦虑障碍，是一组以焦虑为主要临床表现的精神障碍。其包括广泛性焦虑和发作性惊恐状态两种临床相，常伴有头昏、胸闷、心悸。

2.为什么我的孩子生病了？

（1）神经生化因素：患者遇到应激事件后，机体神经内分泌系统会出现紊乱，神经递质失衡。焦虑症患者往往会有 5-羟色胺（5-HT）、去甲肾上腺素（NE）、γ-氨基丁酸（GABA）等多种神经递质的失衡，这些失衡会引发各种焦虑症状，而抗焦虑药可使失衡的神经递质趋向正常，从而使焦虑症状消失，情绪恢复正常。

（2）遗传因素：单卵双生子的同病率高于全部其他的神经症，说明遗传在焦虑症的发病中起着重要的作用。

（3）环境因素：不良事件和应激因素是重要的诱发因素，焦虑可能发生于长期经历高度应激的时候，如要作出重要的决定、要处理的事情到了最后期限、工作（生活）规律将发生重大改变等，此时人们需要为此作出调整，当这种调整超出正常的适应能力，或应激的强度超出可承受限度时，就可导致焦虑的症状。

（4）心理因素：大部分患有焦虑障碍的人较为敏感、情绪化，容易忧虑、悲观，以多愁善感、古板、保守、孤僻等情绪不稳定或性格内向的人多见。

3.我的孩子真倒霉！

我国的调查研究显示，焦虑症在一般居民中的发病率为2%，其中41%为广泛性焦虑，33%为情境性焦虑。精神障碍患者中，至少有1/3有某种形式的焦虑障碍，而且随着社会竞争日趋激烈，生活中应激因素增加，心理不适应等焦虑反应势必增多，应引起大家的重视。

4.它可以分类吗？

焦虑症分为急性焦虑（惊恐发作）和慢性焦虑（广泛性焦虑）。

5.急性焦虑的具体表现有哪些？

急性焦虑主要表现为惊恐发作，惊恐发作的主要症状特点如下：

（1）惊恐体验非常强烈，并且不断反复出现、突然发作、不可预测，一般历时5~20分钟。

（2）伴随濒死感或失控感，常常体会到濒临灾难性结局的害怕和恐惧。

（3）明显的植物神经系统症状，如胸闷、心慌、呼吸困难、出汗、全身发抖等，一般持续几分钟到数小时。

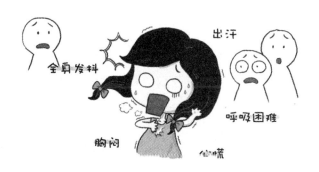

急性焦虑（惊恐发作）

注意：惊恐发作突然开始，迅速达到高峰，发作时意识清楚。由于急性焦虑发作的临床表现和冠心病发作非常相似，患者往往拨打"120"急救电话，去看心内科的急诊。尽管患者看上去症状很重，但是相关检查结果大多正常，因此往往诊断不明确，使得急性焦虑发作的误诊率较高，既耽误了治疗，也造成了医疗资源的浪费。

惊恐发作通常起病急骤，终止也较快。患者发作后仍心有余悸，不过焦虑的情绪体验不再突出，取而代之的是虚弱无力，一般持续数十分钟便自发缓解，有的患者要经若干天才能完全恢复。

6.慢性焦虑的具体表现有哪些？

慢性焦虑，通常表现为广泛性焦虑，是焦虑症最常见的表现形式。其主要是对日常生活事件或想法的持续担忧和焦虑的综合征，患者往往能够认识到这些担忧是过度的和不恰当的，但不能控制。

慢性焦虑的主要症状特点如下：

（1）患者长期感到紧张和不安，做事情心烦意乱，没有耐心；与人交往时紧张急切，极不沉稳；遇到突发事件时惊慌失措，六神无主，极易朝坏处想；即使休息时也坐卧不宁，担心出现飞来之祸。患者连自己也难以理解为何如此过虑。

（2）患者还可能出现心悸、心慌、出汗、胸闷、呼吸急促、口干、便秘、腹泻、尿频尿急、皮肤潮红或苍白等自主神经功能失调的症状。有的患者还可能出现阳痿、早泄、月经紊乱等症状。

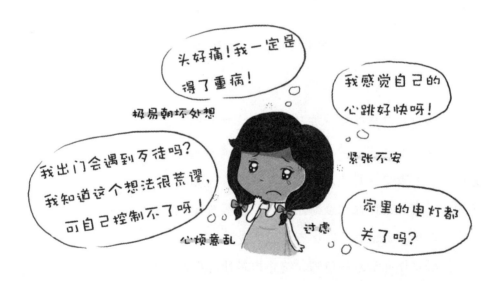

慢性焦虑（广泛性焦虑）

7.怎样进行药物治疗？

焦虑障碍的药物治疗是指利用抗焦虑药调节失衡的神经递质 5-羟色

胺（5-HT）、去甲肾上腺素（NE）、γ-氨基丁酸（GABA）等,使它们趋向正常，从而使焦虑症状消失，情绪恢复正常。一旦治疗有效，应用药8～12个月，中断治疗易复发，药物治疗有效者停药后复发率高。

8.常用的药物有哪些？

选择性5-羟色胺再摄取抑制剂（SSRIs）是目前治疗焦虑障碍的主要药物，具有疗效好、不良反应少的优点，可以作为一线用药。常见的5-羟色胺再摄取抑制剂药物有帕罗西汀、舍曲林、氟伏沙明、氟西汀、西酞普兰、艾司西酞普兰。

丁螺环酮是一种选择性受体激动拮抗药（5-HT1A），可使焦虑明显缓解，但主要对广泛性焦虑有效，对惊恐障碍和恐怖障碍无明显疗效。

三环类抗抑郁药（TCAS）不良反应偏多，若要使用应缓慢加量，并向患者交代可能的药物反应，使患者有心理准备，增强依从性。常见的三环类抗抑郁药物有米安色林、多塞平等。

另外，苯二氮卓类药物，例如阿普唑仑、艾司唑仑、氯硝西泮等；受体阻滞剂的药物，例如普萘洛尔等都是临床常用的抗焦虑药物。它们起效迅速，作用明显，但因长期使用会产生耐受性，一般作为短期治疗选择。

9.药物怎样起效？

抗焦虑药调节失衡的神经递质5-羟色胺（5-HT）、去甲肾上腺素（NE）、γ-氨基丁酸（GABA）等，使它们趋向正常，减少杏仁核焦虑恐惧信号的输出，从而使焦虑症状消失，情绪恢复正常。

10.药物可能出现的不良反应有哪些？应如何应对？

目前常用的新型抗抑郁剂的不良反应较少，且基本容易耐受，常见不良反应为胃肠道反应、便秘、口干，少数可导致体重增加等。

患者服药后出现不良反应后不必惊慌，有些不良反应如胃肠道反应通常在服药几天后会自行消失。对于便秘等反应可自行调整饮食结构，必要时在医师指导下对症处理。另外，加强体育锻炼是避免体重增加的有效方法。

11.这个疾病能够治愈吗？

通过系统规范的治疗，大部分患者的临床症状可以消失，患者完全可以正常地生活、学习、工作。但是值得注意的是，临床治愈不等于病不会再发作。

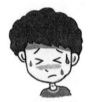

38.9%~42.4%的患者长期接受精神科治疗

如果未能得到及时而充分的治疗，20%~30%的患者的症状可能不能完全缓解

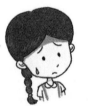

临床治愈不等于病不会再发作

病前社会功能良好，病程短的患者愈后较好

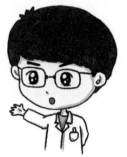

这个疾病能够治愈吗

对广泛性焦虑障碍患者的随访发现，大部分患者有相对慢性波动的病程，38.9%~42.4%的患者长期接受精神科治疗。

惊恐障碍如果未能得到及时而充分的治疗，常产生多种并发症，如疑病、广场恐怖、社会功能受损、预期焦虑等。20%~30%的患者的症状可能不能完全缓解。一般来说，病前社会功能良好，病程短的患者愈后较好。

（赵孟　白汉平）

二、强 迫 症

小美，女，20岁，家居农村，成绩优秀。因为学习勤奋、遵守纪律、小心谨慎、严肃认真，高中时年年担任班长。因学习紧张，担心任班干部会影响学习，曾向老师递出辞呈，被严厉批评。以后常为此事冥思苦想，进退两难，有时辗转通宵，权衡利弊，犹豫不决，如是多日，自己觉得脑子里有两个人打架，学习成绩下降，做事六神无主；十分小心和仔细，锁门后要反复开关几次，验证是否锁紧。吐痰时要左右巡视，待周围无人时才轻轻吐出，吐完之后还要审视良久，确信没有溅到别人身上才放心。有一次借别人的桶打水，之后每次见到此人就忍不住确认自己是否还了桶，并反复致谢。

1.这到底是什么疾病?

强迫症又称强迫性神经症，是以反复出现强迫观念为基本特征的一类神经症。这些思想、表象或意向对患者来说是没有现实意义的，不必要的或多余的；患者意识到这些都是他自己的思想，很想摆脱，但无能为力，因而感到十分苦恼。

2.为什么我的孩子生病了?

(1) 神经生化因素：多项证据显示脑内神经递质 5-羟色胺（5-HT）功能增高与强迫症发病有关。

（2）遗传因素：有调查显示如果把患者一级亲属中有强迫症状但达不到强迫症诊断标准的病例包括在内，则患者组的父母强迫症状的风险率（15.6%）显著高于对照组的父母强迫症状的风险率（2.9%）。这种强迫特征在单卵双生子中的同病率高于双卵双生子的同病率。这些结果显示——强迫行为的某些素质是可以遗传的。

（3）心理因素：弗洛伊德学派把强迫症视为病例的强迫性格的进一步发展。防御机制不能处理好强迫性格形成的焦虑，于是产生强迫症状。

3.我的孩子真倒霉！

1982 年我国 12 个地区心理疾病流行病学调查显示，本病在 15～59 岁人口中，患病率为 0.03%，占全部神经症病例的 1.3%。城乡的患病率相近，女性患病率（0.021%）高于男性患病率（0.005%）。

4.强迫症的具体表现有哪些？

（1）强迫观念：

①强迫怀疑：对已经完成的事情有不确定感，如门窗是否关紧，钱物是否失落，尽管经过多次核实，甚至自己也清楚这种怀疑是没有必要或这件事情本身无关紧要，但心中仍不踏实；②强迫回忆：不由自主地反复回忆以往经历，虽系琐事，仍挥之不去，无法摆脱；③强迫性穷思竭虑：对一些毫无意义的"问题"反复思索、刨根究底。

（2）强迫情绪：

强迫情绪主要指一种不必要的担心，如某患者坐公共汽车时总是把手放在头顶上，为的是万一车上有人丢失钱包以免涉嫌自己。

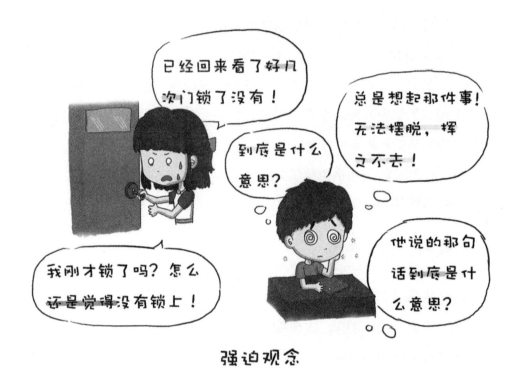

强迫观念

（3）强迫意向：

患者感到有一种冲动要去做某种违背自己心愿的事，如某人见到电插座就想去触电，站在阳台上就想往下跳。患者不会真的去做，也知道这种想法是非理性的，但这种冲动不止，欲罢不能。

（4）强迫行为：

①强迫检查：如反复检查门是否锁紧，煤气是否关好，账目或稿件是否有错，因而重复检查验证，严重时检查数十遍也不放心。②强迫洗涤：如反复洗手、反复洗涤衣物，明知过分，但无法自控。③强迫计数：如反复数高楼大厦的门窗、数楼梯、数电杆、数地面砖等。④强迫性仪式动作：患者经常重复某些动作，久而久之程序化。如某同学进寝室时习惯在门口先做一个立正动作，然后再走进去。

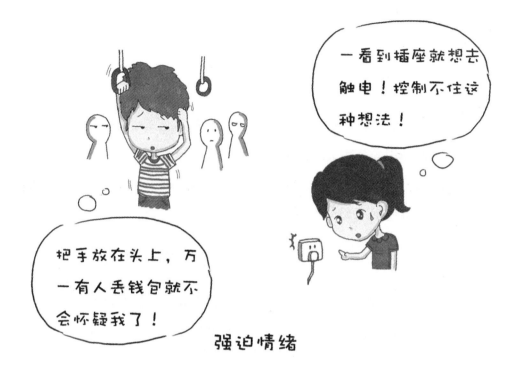

强迫情绪

5.怎样进行药物治疗？

三环类抗抑郁药物已经应用于强迫症的治疗，国内报道氯米帕明、丙咪嗪、多塞平均有一定疗效，起效时间在 2～3 周，而强迫症状的明显缓解往往在用药 8～12 周，主要副作用是口干、便秘，部分患者有头痛、头昏，抑制男性性功能。此外，心动过速、心慌也较普遍。治疗应维持 3～6 月，6 个月以后可缓慢减量。临床研究表明过早停药常可导致疾病复发。

选择性 5-羟色胺再摄取抑制剂（SSRIs）其有显著的抗强迫作用，包括氟伏沙明、舍曲林、帕罗西汀、氟西汀。这类药物副作用较小，现在作为抗强迫的一线药，治疗剂量要比抗抑郁治疗大。

碳酸锂是另一种被认为有增加抗强迫作用的增强剂，与氯丙咪嗪合用有增强抗强迫的作用。另外，其他药物，如阿托品昏迷疗法，现临床已经较少应用。

6.药物怎样起效？

如氯丙咪嗪、氟西汀、氟伏沙明、帕罗西汀、舍曲林等具有抑制5-HT再摄取作用的药物，对强迫症有良好效果；而缺乏抑制5-HT再摄取作用的其他三环类抗抑郁剂对强迫症的治疗效果不佳。一些临床证据显示强迫症的发病可能与选择性基底节功能失调有关。

7.药物可能出现的不良反应有哪些？应如何应对？

三环类药物的副作用较多，如口干、视物模糊、便秘以及对心率和血压的影响。SSRIs药物的副作用较少，约半数患者无副作用主诉，最常见

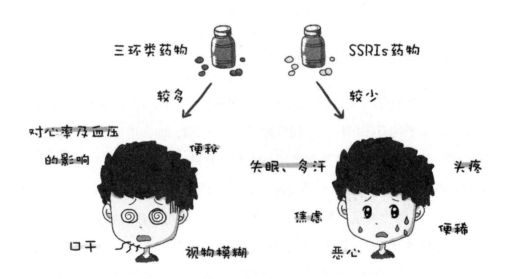

药物的不良反应

不良反应有恶心、便稀、头疼、焦虑、失眠、多汗等。出现不良反应后，可以通过对症治疗、适当减少药量等方式减轻不良反应。

8.这个疾病能够治愈吗？

约 1/3 的患者，首次症状出现于 10～15 岁；75%的患者起病于 30 岁前。大多数病例起病缓慢，无明显诱因，就诊时病程往往已达数年之久。54%～61%的病例逐渐发展；24%～33%的病例呈波动病程；11%～14%的病例有完全缓解的间歇期。患者常有中度及重度社会功能障碍。药物治疗可以使本病的愈后有所改善。一些报告指出，起病年龄早、病程长、强迫行为频繁出现、伴有人格障碍者，药物治疗效果不佳。

（刘晨亮　白汉平）

三、恐 怖 症

　　小月，22岁，某重点大学大三学生。羞于见人，不敢与人对视有近10年了，症状加剧后极力回避社交近2个月。从小性格内向，在学校的时候上课时老低头学习，目不斜视，与人讲话时眼睛总望着别处，以免对视。与异性交往时更觉心跳、脸红、发颤。在家遇见客人，常托词走开，自知无礼，会引起客人注意，但是不避不行。最近，家里人给她介绍了个男朋友，她因惊恐而晕厥。她渐渐开始害怕异性，见到同龄男性就紧张，于是开始整天待在家里，不敢出门。开学在即，她也不敢回学校。家里人很着急，特来医院求诊。

1.这到底是什么疾病？

　　恐怖症，原称恐怖神经症，指的是患者对外界某些处境、物体或与人交往时，产生异乎寻常的恐惧与紧张不安，可致脸红、气促、出汗、心悸、血压变化、恶心、无力，甚至昏厥等症状，因而出现回避反应。患者明知道客体对自己并无真正的威胁，明知道这种反应极不合理，但在相同场合下仍反复出现恐惧情绪和回避行为，难以自制，以致影响其正常活动。

2.为什么我的孩子生病了？

　　到目前为止，恐怖症的病因尚未明确，但已知的与以下几个因素有关。

（1）遗传因素：有人发现，恐怖症具有较明显的家族聚集性，Crowe 1983年的调查发现广场恐怖症病人的近亲中，该症发病危险率（11%）较对照组的发病危险率（4.2%）高，同时发现广场恐怖症病人的亲属中惊恐发作的患病率也高。有人作双生子调查发现13对单卵双生子中，有4对同患广场恐怖症和（或）惊恐发作；而16对双卵双生子同病率为0。该调查显示广场恐怖症可能与遗传有关，并与惊恐发作有一定联系。

（2）生理因素：有人发现恐怖症患者的神经系统的预警水平增高，使人很敏感、警觉，处于觉醒状态，其体内交感神经系统兴奋占优势，肾上腺素、甲状腺素分泌增加，约50%的社交恐怖症患者，出现恐惧时肾上腺素血浓度升高。

（3）素质因素：也有人认为，患者病前性格多具有胆小、羞怯、被动、依赖、高度内向、容易焦虑等特质。

（4）家庭教养方式：如果自小就受到母亲过多的保护，成年之后也容易发生恐怖症。

（5）条件反射理论：认为恐怖症是因某些无害事物或情景与令人害怕的刺激多次同时出现，形成条件反射，成为患者的恐惧对象，并引起焦虑，这可促使患者采取某种行为加以回避。如果回避行为使患者的焦虑减轻，便可成为一种强化因素，并通过操作性条件反射，使这种行为固定下来。

3.我的孩子真倒霉！

一般群体中有1%以上的人会对某些环境出现恐怖障碍，然而仅有不到1%的会有明显的功能下降。国外报告在普通人群中的患病率为6‰左右，我国1982年数据报告为0.59‰。

4.恐怖症的具体表现有哪些？

（1）为置身于一旦有不期而来的或环境诱起的惊恐发作或类似惊恐症状时难以逃避或者找不到帮助的地方或处境而焦虑。广场恐怖症多发于独自离家外出、在人群中或在排队、过桥、坐公共汽车、火车或汽车等情景。

（2）患者回避那些情境（例如旅行），或在无法回避时则忍受明显的苦恼，或担心惊恐发作或类似惊恐症状，或要求有人陪伴。

具体分类的诊断标准以回避现象为主，如回避限于一个或少数特定情境，则诊断为特定恐怖症；如回避限于社交情境，则诊断为社交恐怖。

5.它可以分类吗？

恐怖症分为广场恐怖症、社交恐怖症和特定恐怖症。

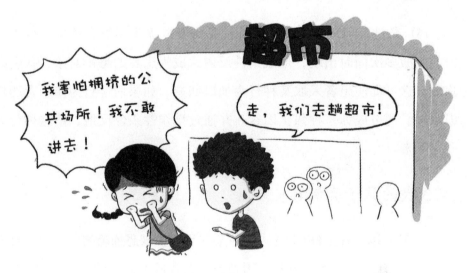

广场恐怖症

6.广场恐怖症的具体表现有哪些？

广场恐怖症又称场所恐怖症、旷野恐怖症等，是恐怖症中最常见的一种，约占 60%，多起病于 25 岁左右，35 岁左右是另一发病高峰，女性多于男性。

其主要表现为对某些特定环境的恐惧，如广场、密闭的环境和拥挤的公共场所等。患者害怕离家或独处，害怕进入商店、剧场、车站或乘坐公共交通工具，因为患者担心在这些场所出现恐惧感，得不到帮助，无法逃避，因而回避这些环境，甚至根本不敢出门，焦虑和回避行为的程度可有很大差异。恐惧发作时还常伴有抑郁、强迫、社交焦虑、人格解体等症状，若不得到有效治疗，症状虽然可能出现短暂的缓解，但一般会转入长期、持续的存在。

7.社交恐怖症的具体表现有哪些？

社交恐怖症，又称社交焦虑障碍，多在 17~30 岁发病，男女发病率

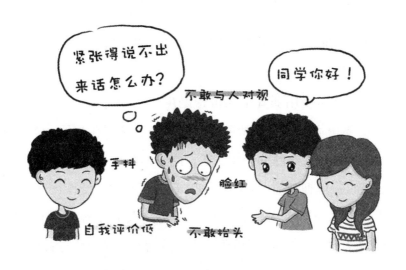

社交恐怖症

几乎相同。常无明显诱因突然起病，中心症状为害怕在团体中被人审视，一旦发现别人注意自己就不自然，不敢抬头，不敢与人对视，甚至觉得无地自容，不敢在公共场合演讲，集会时不坐在前面，回避社交，在极端情况下可导致社会隔离。常见的恐惧对象是异性、严厉的上司等。可伴有自我评价低和害怕批评、脸红、手抖、恶心或尿急等症状。

8.特定恐怖症的具体表现有哪些？

特定恐怖症的恐惧对象主要为某些特定的物体或情境，如害怕接近特定的动物，害怕高处、雷鸣、黑暗、飞行、封闭空间、在公厕大小便、进食某些东西、目睹流血或创伤，以及害怕接触有特定疾病的病人或情景，因此促发的情境很单一、很具体，并且能够像场所恐惧和社交恐惧一样诱发惊恐。特定的恐惧一般在童年或成年早期就出现，如果不加以治疗，可以持续数十年。导致功能受损的程度取决于病人回避恐惧情境的难易程度。与场所恐惧相反，其对恐惧情境的害怕一般没有波动。

9.怎样进行药物治疗？

一般先用药物控制焦虑或惊恐发作，再用行为疗法消除对恐惧对象的回避。

药物治疗临时使用弱安定剂可帮助患者面对恐惧，β-受体阻断剂（如心得安、氨酰心安）可以帮助社交恐怖患者抑制在与他人对话前出现的焦虑、恐惧、心慌等自主神经症状，同时 MAOI 类（如苯乙肼）、选择性 5-羟色胺再摄取抑制剂（SSRIs）和加巴喷丁也对广泛性社交恐怖有效。对于场所恐怖，不管有无惊恐发作，用药一般同于惊恐发作（TCA 类、MAOI 类或阿普哩仑）。药物对惊恐发作有效后，场所恐怖患者往往还需要对所畏惧场所的暴露性支持（去恐怖体验）才可能最终消除恐怖症状。必要的情况下，最好也维持药物治疗。

10.常用的药物有哪些？

现在来说，并无一种消除恐惧情绪的药物。但是抗焦虑和 β - 受体阻断剂对恐惧症的躯体症状效果较好。三环类的抗抑郁药物对恐惧伴焦虑症的患者是有帮助的。

11.药物怎样起效？

治疗恐惧症的药物多为抗焦虑药和抗抑郁药，所以其药物的机理都是一样的，都是通过调节大脑内特定脑区的 5-羟色胺（5-HT）、去甲肾上腺素（NE）、多巴胺（DA）等神经递质的浓度，达到缓解症状的目的。

12.药物可能出现的不良反应有哪些？

一般轻微的不良反应可随着机体对药物的适应自行消失。

13.这个疾病能够治愈吗？

儿童起病者愈后好，5 年内基本恢复或明显缓解。成人单一恐怖症愈后较好，广泛性的恐怖症愈后较差。社会恐惧病程已持续 1 年以上者，如不经治疗，5 年内的变化不会很大，但在更长的时间以后会有逐步改善，场所恐怖症也是如此。

14.还需要注意什么？

恐惧症与一般的恐惧情绪具有一定区别，区别在于（1）恐惧症对某些客体或处境有强烈恐惧，恐惧程度与实际危险不相称；（2）恐惧症发作

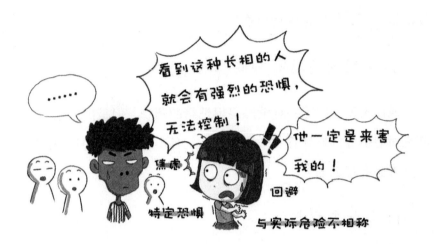

恐惧症与恐惧情绪的区别

时有焦虑或自主神经症状;(3) 恐惧症有反复发作或持续的回避行为;
(4) 恐惧症患者知道恐惧过分或不必要,但无法控制。

(吴微　白汉平)

四、心境障碍

（一）抑郁发作

钟红，女，21岁，武汉某大学大三学生。患者于3年前从外地考入武汉某大学，因自己是少数民族考生，高考时受到政策照顾而感觉自己高考成绩没有其他同学好，自我评价低，认为自己不如别人，不能适应新的环境和生活方式，逐渐出现情绪低落，兴趣减退，不爱和同学讲话，但尚能坚持学习。大二时她因感情受挫后觉得天都要塌了，自己被世界抛弃了，经常感觉头痛，到医院检查显示头部无异常，学习能力下降，感到压力大，无法集中精神听课，成绩下降。独处时情绪特别低落，需要不停地找人说话排解压抑的情绪，偶有消极轻生念头，曾有消极行为，夜间睡眠差，晚睡、早醒，白天没有精力，易疲乏，患者自感痛苦，想寻求治疗。

1.这到底是什么疾病？

抑郁发作是心境障碍中的一种疾病。心境障碍，又称情感障碍，以一组显著而持久的情绪改变为主要特征。其临床上表现为情绪高涨或低落发作，或者二者的交替或混合发作，伴有相应的思维行为改变，也可伴有精神病性症状。其病程一般表现为反复发作性，间歇期可以完全缓解，有些可残留某些症状或转为慢性。其主要分为三大类：（1）抑郁发作（抑郁症）；（2）躁狂发作；（3）双相障碍。

抑郁发作通常以典型的心境低落、思维迟缓、意志活动减退"三低症状"，以及认知功能损害和躯体症状为主要临床表现，但多数患者共患焦虑症，个别可伴有精神病性症状。

2.为什么我的孩子生病了？

（1）生物学因素：情绪是多种神经递质之间浓度不平衡的结果，如去甲肾上腺素（NE）、5-羟色胺（5-HT）、多巴胺（DA）和乙酰胆碱(ACh)。也可能 5-羟色胺（5-HT）对多个脑系统的功能都有影响，其浓度偏低会破坏系统的活动，导致抑郁。与抑郁有关的脑区是边缘系统。

（2）遗传因素：McGuffin 的调查发现同卵双生子同病率为 46%，异卵双生子同病率为 20%。研究结果显示患抑郁症的被收养者亲属患抑郁症的比率是控制组的 8 倍，试图自杀的比率是控制组的 15 倍。

（3）心理因素：①具有明显的焦虑、强迫、冲动等特质的个体易发生抑郁症。②患者对消极事件三方面错误归因可以引起抑郁。比如常常出现的归因内容有"这是我的错"、"无论我做什么都没有用"、"事情总会发生在我身上"。③一般来说，该疾病存在性别差异。女：男 =2：1。性别的差异与男女的思维模式不同以及行为模式不同之外，还与性激素有关。例如妇女分娩后由于内分泌的变化，很容易引起抑郁发作。但是女性发病率高而自杀死亡率低，但男性发病率低而自杀死亡率高。

（4）环境因素：①低社会阶层较高社会阶层患抑郁症危险率高 2 倍。郊区比城镇的个体更多见抑郁症。②经历危机生活事件，如重大考试失败、严重躯体疾病、父母丧偶、离婚、婚姻不和谐、失业，这些都可能导致抑郁症的发生。负性事件后 6 个月内，抑郁症发病的危险系数增加 6 倍。

3.我的孩子真倒霉！

一般认为心境障碍发病年龄为 21～50 岁。双相障碍比单相抑郁障碍发病要早，发病年龄为 5～50 岁，平均为 30 岁；而单相抑郁发病年龄平均为 40 岁。近年发现重症抑郁障碍在 20 岁以下的发病率有所上升，可能与年轻人饮酒与滥用精神活性物质有关。

1982 年，我国在 12 个地区开展了心理疾病的流行学调查，发现我国人群心境障碍终生患病率为 0.76‰（29 / 38136），时点患病率为 0.37‰（14 / 38136）。1992 年又对参与 10 年前调查的部分地区（全国 7 地区）进行了复查，发现心境障碍的终生患病率为 0.83‰（16 / 19223），时点患病率为 0.52‰（10 / 19223），较 10 年前有所增长。值得一提的是，在 1982 年的同一次流行病学调查中发现抑郁性神经症的患病率为 3.11‰，而且农村人群患病率（4.12‰）高于城市人群患病率（2.09‰）。

西方国家对心境障碍也进行过多次反复的流行学调查，发现心境障碍终生患病率为 2%～25% 之间，远远高于我国报道的数字。

4.抑郁发作的具体表现有哪些?

抑郁发作的核心症状包括情绪低落、兴趣减退、乐趣丧失，包含"三低"、"三无"和"三自"。"三低"指的是情绪低落、思维迟缓、意志减退；"三无"指的是无用、无助、无望；"三自"指的是自责、自罪、自杀。

（1）认知：患者自我评价过低，总是自罪、自责，或者有内疚感。患者对自己既往的一些轻微的过失或错误痛加责备，认为自己的一些行为让别人感到失望，认为自己患病给家庭、社会带来了巨大的负担。抑郁发作严重时，患者会对自己的过失无限制地"上纲上线"，达到妄想的程度。

注意力和记忆力下降。认知扭曲也是重要特征之一，如对各种事物均

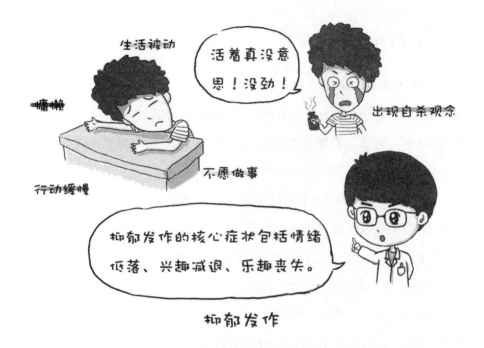

抑郁发作

作出悲观的解释，将周围的一切都看成是灰色的。

（2）情感：焦虑与抑郁常常伴发，而且经常成为抑郁症的主要症状之一。主要的焦虑症状可能伴发一些躯体症状，如胸闷、心跳加快、尿频、出汗等，这导致患者在看病时常常会描述这些躯体症状，而不会描述自己主观感受到的焦虑体验。躯体症状可以掩盖主观感受到的焦虑体验而成为临床主诉。

有调查显示，抑郁症状伴随躯体症状出现的频率如下：

躯体症状	出现频率	躯体症状	出现频率
睡眠障碍	98%	体重减轻	63%
疲乏	83%	头痛	42%
头及胸部压迫感	42%	颈部或者背部疼痛	42%
胃失调	36%	胃肠症状	36%
便秘	25%	心血管症状	25%

（3）意志：抑郁患者的意志呈显著而持久的抑制。其临床表现为行动缓慢，生活被动，慵懒，不想做事，不愿和周围的人接触交往，有的甚至整日卧床不起。

（4）行为：抑郁患者半数左右会出现自杀观念。轻者常常会想到与死亡有关的内容，或感到活着没意思、没劲；再重会有生不如死的感觉，希望毫无痛苦地死去；之后则会主动寻求自杀的方法，并反复尝试自杀。

5.怎样进行药物治疗？

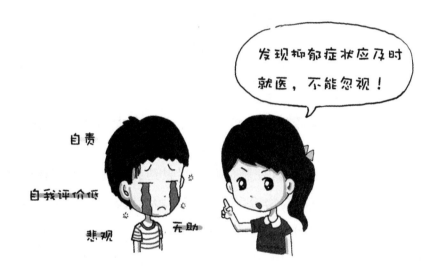

很多躯体疾病伴发的抑郁障碍易被忽视

由于大多数抑郁症状未引起患者、家属、医生重视，很多躯体疾病伴发的抑郁障碍被忽视，大约1/3者从未诊治。在综合医院就诊者中，接受了合理治疗者仅占10%，被非精神科医生漏诊者高达60%。

抑郁症是高复发性疾病，目前倡导全程治疗。抑郁症的全程治疗分为急性期治疗、巩固期治疗和维持期治疗。首次发作的抑郁症患者，50%~85%会有第2次发作，因此需要维持治疗以防止复发。

稳定 复发

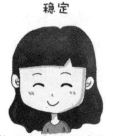 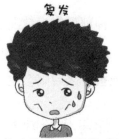

首次治疗并维持治疗　　　首次治疗但不维持治疗

首次发作的抑郁症患者，50%~85%会有第2次发作，因此需要维持治疗以防止复发

抑郁症是高复发性疾病，目前倡导全程治疗

（1）急性期治疗：以控制症状，尽量达到临床痊愈（HAMD-17 总分≤7）为目标，一般药物治疗 2~4 周开始起效。如果患者用药 6~8 周无效，可改用另一种作用机制不同的药物。

（2）巩固期治疗：目的是防止症状复发，巩固治疗至少 4~6 个月，在此期间患者病情不稳，复发风险较大。

（3）维持期治疗：目的是防止症状复发。目前多数意见认为首次抑郁发作的维持治疗为 3~4 个月；有 2 次以上复发的维持治疗至少 2~3 年；多次复发的则主张长期维持治疗。

6.常用的药物有哪些?

抗抑郁药物是当前治疗各种抑郁症状的主要药物，能有效解除抑郁心境及伴随的焦虑、紧张和躯体症状，有效率约 60%~70%。目前主要推荐选择性 5-羟色胺再摄取抑制剂（SSRIs）、5-羟色胺（5-HT）和去甲肾上腺素再摄取抑制剂（SNRIs）、去甲肾上腺素（NE）和特异性 5-羟色胺能抗抑郁药（NaSSA）作为一线抗抑郁药物。

7.药物怎样起效?

不同的机制抗抑郁药物通过调节大脑内特定脑区的 5-羟色胺(5-HT)、去甲肾上腺素（NE）、多巴胺（DA）等神经递质的浓度，达到缓解各种抑郁症状的目的。

8.药物可能出现的不良反应有哪些? 应如何应对?

目前常用的新型抗抑郁剂的不良反应较少且基本容易耐受，常见不良反应有胃肠道反应、便秘、口干，少数可导致体重增加等。

出现不良反应时不必惊慌，有些不良反应如胃肠道反应通常在服药几天后会自行消失。对于便秘等反应可自行调整饮食结构，必要时在医师指导下对症处理。另外，加强体育锻炼是避免体重增加的有效方法。

9.这个疾病能够治愈吗?

通过系统规范的治疗，患者的临床症状可以治愈，患者完全可以正常地生活、学习、工作。但是值得注意的是，临床治愈不等于疾病可以不再发作。抑郁症是高复发性疾病，在停药 1 年内大约有 30% 的患者会复发，因此首次发作的治疗就显得尤为重要。只有在医生指导下按疗程系统而科学地服药，才能最终战胜疾病。

(赵孟 白汉平)

(二) 躁狂发作

　　陈伟，男，23岁，武汉某大学大二学生。患者因在学校评优中落选后逐渐出现精神活动异常，表现为兴奋，言语多，认为自己脑子转得很快，不停地讲一些让人难以理解的言语，认为自己很有能力，将来一定能成为伟大的人，情绪高涨，易发脾气，无故摔东西，砸别人家的窗户，精力旺盛，花钱大手大脚，胡乱买东西，夜间不睡觉，外跑，学校和家属无法管理。

1.这到底是什么疾病?

　　躁狂发作，是心境障碍的一种疾病。躁狂发作是以情绪高涨或者冲动易怒为主要临床表现，伴随精力旺盛、言语增多、活动增多，严重时伴有幻觉、妄想、紧张等精神病性症状。

2.为什么我的孩子生病了?

　　(1) 神经生化因素：精神药理学研究和神经递质代谢研究证实，患者存在中枢神经递质代谢异常和相应受体功能改变。科学研究表明，躁狂发作与单胺类神经递质传导异常，包括5-羟色胺(5-HT)、去甲肾上腺素(NE)和多巴胺(DA)等递质和受体的功能紊乱及乙酰胆碱(ACh)、γ-氨基丁酸 (GABA)以及神经内分泌异常变化有关。

　　(2) 遗传学因素：家系调查发现，患者的一级亲属中躁狂症的发病率较正常人的一级亲属中的发病率高数倍，血缘关系越近患病率越高。目前，有关遗传方式倾向为多基因遗传。

（3）心理社会因素：不良的生活事件和环境应激事件可以诱发该疾病的发作，如失业、失恋、家庭关系不好、长时期高度紧张的生活状态等。

总的来说，该病的发生是上述神经生化因素、遗传学因素和心理社会因素综合作用的结果，而不是由某一单一因素所导致的。

3.我的孩子真倒霉!

目前，我国尚缺乏系统的躁狂症和双相障碍流行病学调查。西方发达国家 20 世纪 90 年代流行病学调查显示，该病终生患病率达 5.5%～7.8%（1999 年），若加上环性心境则超过 4%。香港特区（1993 年）男性终生患病率达 1.5%、女性终生患病率达 1.6%。因此，双相障碍是一种常见的精神障碍。

4.躁狂发作的具体表现有哪些?

该病具有典型的"三高"症状，即情感高涨、思维奔逸和意志行为的

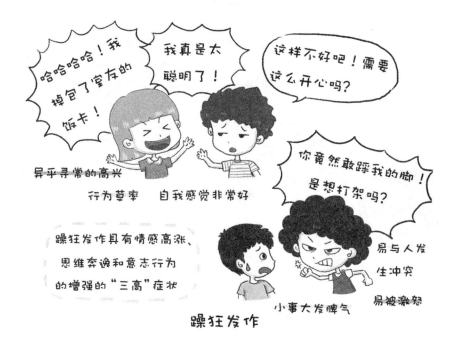

增强。其主要表现在以下三个方面。

（1）认知方面：自我感觉和评价非常好，对结局过于乐观，行为草率，不顾后果。

（2）情绪方面：异乎寻常的心情好，轻松愉快，无忧无虑，笑容满面，兴高采烈。有人表现出易被激惹，为一点小事或稍不顺心就大发脾气。

（3）意志行为方面：意志行为增强，要做许多事，不停忙碌。有的人做事有头无尾，易被周围发生的事吸引而转移注意力。活动多，好交往，好管闲事。易与周围的人发生冲突，产生冲动行为。好花钱，疯狂购物，追求享乐，随意挥霍。

5.怎样进行药物治疗？

目前公认的治疗该病最有效的药物是心境稳定剂，对躁狂发作具有治疗和预防作用，且不会引起躁狂与抑郁交替发作，心境稳定剂具体包括碳

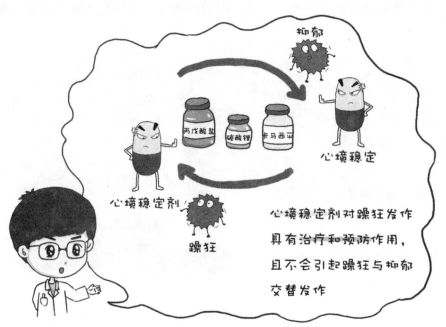

目前的常用药有哪些

酸锂及抗抽搐药丙戊酸盐、卡马西平。

　　已有临床证据显示联用某些抗精神病药物，如氯氮平、奥氮平、喹硫平，会增强心境稳定剂的疗效，且起效较快，能缓解躁狂发作时伴有的精神病性症状，急性期疗效优于单独使用心境稳定剂。

　　对于难治性躁狂患者，可考虑使用无抽搐电休克疗法。

6.药物可能出现的不良反应有哪些？应如何应对？

　　一般情况下药物治疗出现的不良反应较少见，不良反应主要是心境稳定剂（如碳酸锂）在血液中浓度过高，可能出现恶心、呕吐、腹泻、疲乏、肌肉无力、肢体震颤、口干、多尿等，严重时甚至会出现意识障碍。少部分患者长期服用抗精神病性药物（如奥氮平）会出现体重增加。

　　出现不良反应后，在住院治疗期间医生会定期调整药物治疗浓度，预防不良反应的发生。在院外如果出现上述不良反应，应及时到医院就医。

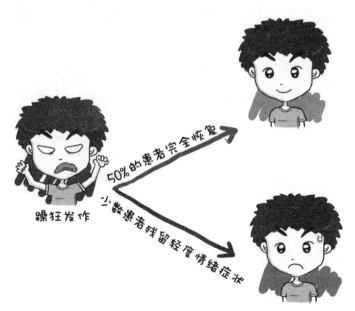

躁狂发作能够治愈吗

7.这个疾病能够治愈吗?

过去一般认为几乎所有的躁狂症患者都能恢复,但需要足量足疗程规范治疗,现在治疗最终能使 50% 的患者完全恢复,仍有少数患者残留轻度情绪症状,社会功能也未完全恢复至病前水平。

（代昊　白汉平）

（三）双相障碍

林敏,女,21岁,大三学生,性格内向,不善交际,学习成绩中等,1岁时父母离异,与奶奶相依为命,身体健康,去年10月时突然开始爱打扮,以前从不与父母联系的她频繁地找他们要钱,说要买衣服和化妆品、请同学吃饭,主动与同学及老师交谈,说自己的一些打算和目标,说以后要做大事。今年开学后同学们发现她话特别多,讲个不停,每天都很高兴。1个月前,患者又变得话少了,说心情不好,对什么也提不起兴趣,不注意个人卫生,上课时无法集中注意力,夜间失眠,在学校辅导员的带领下到我院门诊就诊。

1.这到底是什么疾病?

双相障碍,又称双相情感障碍,是心境障碍的一种,是指病程中既有躁狂或轻躁狂发作,又有抑郁发作的一类心境障碍。躁狂和抑郁发作没有固定顺序，可连续多次躁狂发作后有一次抑郁发作，或者数次抑郁发作后出现躁狂或轻躁狂发作，也可以躁狂和抑郁交替出现或者反复循环，以混合方式存在。

2.为什么我的孩子生病了？

双相障碍的病因非常复杂，由神经生化因素、遗传因素、心理因素及环境因素这四方面彼此之间相互的共同作用，导致它的产生与发展。

（1）神经生化因素：人体的大脑有 5-羟色胺（5-HT）、去甲肾上腺素（NE）、多巴胺（DA）、乙酰胆碱（ACh）、谷氨酸（Glu）、γ-氨基丁酸（GABA）这些中枢神经递质。这些神经递质的功能是直接或者间接调整情绪。但疾病产生的时候，这些神经递质的含量异常、代谢异常及其相应的受体功能改变，从而出现个体抑郁发作或者躁狂发作。此外，也可能与神经内分泌功能失调和神经细胞信息传递系统功能失调有关系。

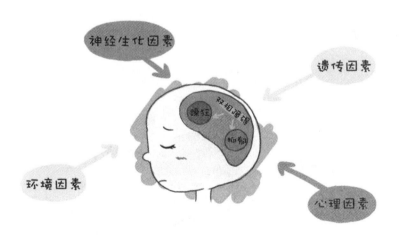

四种因素共同作用导致双相障碍的产生与发展

（2）遗传因素：如果家族中有亲属患有心理疾病，那么患病个体的一级亲属（包括父母、子女及同父母的兄弟姐妹）的发病率比正常人群高数倍，血缘关系越近发病的危险性也随之增加。

（3）心理因素：个体的睡眠与精力、精神紧张度、负性情绪、正性情绪、情感表达能力、处事方式、自尊、社会支持等都与疾病发生、发展相关。

（4）环境因素：包括外在的生活事件和家庭环境因素。大学生常常遇到失恋、考试失败、亲人去世、父母离异等生活事件。父母的教养方式、家庭经济和环境对疾病的发展有着重要影响。

3.我的孩子真倒霉！

双相障碍是一种常见疾病。据西方发达国家 20 世纪 90 年代流行病学调查显示，双相障碍终生患病率达 5.5% ~ 7.8%。其发病年龄早，多在 45 岁以前发病，15 ~ 19 岁是首发高峰。

4.双相障碍的具体表现有哪些？

（1）抑郁发作：

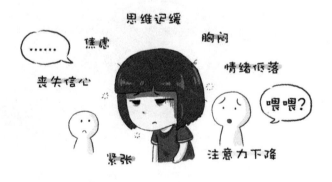

双相障碍表现1：抑郁发作

①认知：自觉脑子变笨，思路闭塞，语速减慢，声音低沉，思维缓慢，对答困难，严重者无法与他人顺利交流。②情感：情绪低落，心情低沉、郁闷、悲伤、不开心，对今后感到没有信心，发作严重时甚至自罪、自责。③意志与行为：不想做事，不愿外出，整日生活懒散，对以前感兴趣的事物也失去兴趣，活动减少，行为被动，离群索居，发作严重时甚至会出现自伤、自杀观念和行为。④伴随症状：a.焦虑是抑郁症非常常见的症状，表现为过度的担心多虑，胆小害怕，紧张，坐立不安，犹豫不决，心情烦躁，感到心悸、胸闷、憋气等躯体不适；b.注意力下降，记忆力下降，睡眠紊乱，会出现严重失眠，具体表现为入睡困难、早醒、睡眠浅、多梦、食欲紊乱、没有食欲，精力不足、疲乏无力，性功能下降，体重下降，多种躯体不适感，症状在晨间加重；c.幻觉、妄想和强迫等症状。

(2) 躁狂发作：

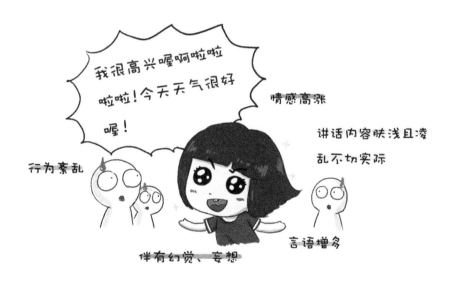

双相障碍表现2：躁狂发作

①认知：言语增多，感到脑子变得非常灵敏、聪明、反应迅速，出口成章，滔滔不绝，有时感到自己的舌头和思维在赛跑，思维内容丰富多变，讲个不停，但讲话内容浮浅且凌乱不切实际，讲话的主题转换很快；总是自我感觉良好，夸大自己的能力、财力、地位，认为自己有本事，可以做大事、挣大钱。②情感：情感高涨，异乎寻常的心情好，轻松愉快，无忧无虑，笑容满面，兴高采烈，具有感染力。部分患者尽管情感高涨，但情绪不稳，容易因小事暴怒。③意志与行为：活动增多，喜欢跟人交往，好管闲事，总是觉得要干大事，要做许多事，不停忙碌，睡眠需要减少，不知疲倦，做事有头无尾，易被周围发生的事吸引而转移注意力。行为草率、不顾后果，好花钱，容易与周围的人发生冲突，产生冲动行为，性欲增强。④伴随症状：a.注意力增强但不能持久，记忆力增强但经常变动，错误回忆事件发生的时间；b.发作严重时常常行为紊乱，同时伴有幻觉、妄想等精神病性症状及冲动行为；c.面色红润，两眼有神，心率加快，体重减轻。

（3）轻躁狂发作：

躁狂发作的认知、情感、意志和行为表现较轻就称为轻躁狂发作，但是不会出现幻觉等精神病性症状。

（4）混合发作：

指在同一时间段内（至少持续2周），躁狂、轻躁狂或抑郁发作同时出现，如抑郁心境下表现出言语和活动增多，躁狂状态下表现出精力不足等，有时躁狂和抑郁在一天内快速转换。

5.怎样进行药物治疗？

（1）急性治疗期：控制急性期症状如兴奋、抑郁等。疗程一般为6～8周。

（2）巩固治疗期：巩固急性期治疗效果，防止症状波动。在疗程上，抑郁发作为 4 ~ 6 月，躁狂发作为 2 ~ 3 月，药物一般维持原剂量不变。

（3）维持治疗期：多次发作者，可在病情稳定达到既往发作 2 ~ 3 个循环的间歇期或维持治疗 2 ~ 3 年后，边观察边减少药物剂量，逐渐停药。在停药期间如有复发迹象，应及时恢复原治疗方案，缓解后给予更长时间的维持治疗期。发病年龄早、有阳性家族史者应维持治疗。

6.常用的药物有哪些？

（1）以心境稳定剂治疗为主，用于治疗和预防复发。通常医生会在心境稳定剂基础上，根据病情需要联合其他药物。常用的心境稳定剂有碳酸锂和抗抽搐剂，抗抽搐剂包括丙戊酸钠、丙戊酸镁、卡马西平、拉莫三嗪。

（2）躁狂状态下，首选一种心境稳定剂治疗，根据实际病情需要及时联合另一种心境稳定剂或抗精神病药。现在主要使用新型非典型抗精神病药，如氯氮平、喹硫平、奥氮平、利培酮、阿立哌唑、齐拉西酮等。

（3）抑郁状态下，医生会在心境稳定剂基础上谨慎使用抗抑郁剂，选择转躁作用小的抗抑郁剂，治疗中权衡利弊，避免躁狂和抑郁来回转换。常见的抗抑郁药物包含丙咪嗪、阿米替林、氯丙咪嗪、多虑平、氟西汀、帕罗西汀、氟伏沙明、舍曲林、西酞普兰、文拉法辛、米氮平。

（4）混合状态下，为了稳定患者情绪常常使用丙戊酸盐，也可使用第二代抗精神病药物。

（5）镇静催眠药和抗焦虑药，如苯二氮卓类（安定等）、丁螺环酮等。

7.药物可能出现的不良反应有哪些？应如何应对？

（1）锥体外系反应包括①急性肌张力障碍，具体表现为患者不能控制自己眼上翻、斜颈、颈后倾、面部怪相和扭曲、吐舌、张口、角弓反张和脊柱侧弯等；②静坐不能，具体表现为患者无法控制的烦躁不安、不能静坐、反复走动或原地踏步；③类帕金森症，具体指运动不协调、肌张力增高、震颤和神经功能紊乱。

（2）常见的还有口干、视力模糊、排尿困难和便秘。

（3）泌乳、闭经、性功能下降、体重增加。

（4）肝损伤、肝功能指数不正常。

出现不良反应后，首先要全面了解可能出现的不良反应，及时监控不良反应，及时与医生或药师联系。

8.这个疾病能够治愈吗？

双相障碍是发作性病程，如患者积极治疗可以维持病情稳定。但是如不进行及时有效的治疗和维持治疗，则复发率高。长期反复发作造成疾病发作越来越频繁，正常间歇期缩短，快速循环，残留症状，转入慢性状态，人格改变，社会功能受损害。在一项自然观察的前瞻性研究中，4～5年后，41%的患者功能保持良好，37%的患者有中度损害，22%的患者保持差。总之，双相障碍的远期预后不佳，但较精神分裂症要好一些。

9.还需要注意什么？

双相障碍与抑郁发作是有一些区别的，国际上的一项研究认为，表现为抑郁的患者，经过5～10年的回访发现，其中30%～40%都是双相情感障碍患者。在接诊抑郁症患者时，精神科医生常常特别关注患者有无躁狂、轻躁狂症状或病史，患者也要在医生的询问下提供相关信息，不然非常容易将双相障碍与单相抑郁误诊。

（殷孟冬 白汉平）

五、精神分裂症

小杨，学生，最近同学、老师都觉得他跟以前不一样了，总是表现紧张，警惕性很高，有时自言自语，听不清他说什么，有时无故对着窗外大叫，说"你们离我远点"、"不要来烦我"等，总是说有人跟着他，监视他，把手机及电脑网络全部都停掉了。老师多次找他谈话，问他是不是被别人欺负了，但小杨一直都不说。联系其家人，家人也说小杨的性格跟以前不一样了，变得孤僻，经常一个人把自己反锁在家里，也不洗漱，懒散，有时连家里人都不认识。家里人很着急，不知道小杨出了什么问题，问老师该怎么办。

1.这到底是什么疾病？

精神分裂症，旧称早发痴呆，是最常见的一种精神病，一般占精神病住院患者的 50% ~ 80%。其主要症状为思维障碍、情感失调，以及脱离现实的行为。其病程长短不一，易复发，多次发病者可转入慢性状态。

2.为什么我的孩子生病了？

本病的病因尚未明了。目前研究认为病因与神经生化因素、遗传因素有关，其发病机理是体内代谢障碍，而心理因素、环境因素起促发作用。

（1）神经生化因素：①多巴胺功能亢进假说；②谷氨酸生化假说；

③多巴胺系统和谷氨酸系统功能不平衡假说。

(2) 遗传因素：来自国外的家系调查发现本病患者近亲中的患病率比一般居民高数倍。与患者血缘关系越近，患病率越高。

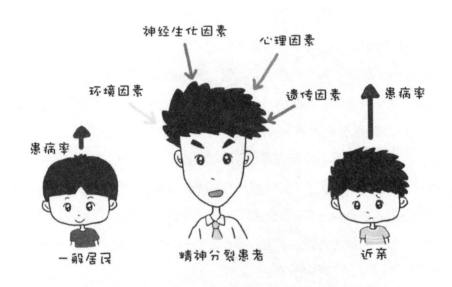

与患者血缘关系越近，患病率越高

(3) 心理因素：美国精神病学家和社会学家经过研究调查，发现患病率与社会阶层呈负相关。患病率在低经济水平阶层之比为 9∶1，低经济水平阶层的患病率最高。从 1982 年我国 12 个地区心理疾病流行病学协作调查资料中，可发现与上述相似的关系。

(4) 环境因素：环境中的心理应激和躯体疾病的影响，一直是本病病因学研究的重要方面。

3.我的孩子真倒霉！

该疾病多起于青年期，16～35 岁的发病者最多，40 岁以后的发病者较少。男女两性发病率无明显差异。确切的发病率很难得到，根据国际精神分裂症试点调查资料 18 个国家 20 个中心，历时 20 多年调查，发现一般人群中精神分裂症年发病率在 0.02% ~ 0.06% 之间，平均发病率为 0.03%。

4.精神分裂症的具体表现有哪些?

（1）思维障碍：

①联想障碍：轻度联想障碍表现为联想松弛，患者说话抓不住中心；进一步可呈现为思维散漫，此时病员说话或书写内容缺乏连贯性，东一句，西一句，让人无法理解；严重时可为思维破裂，内容支离破碎，语不成句，仅是些词的堆砌，不能表达任何意思。思维障碍还可表现为思维贫乏、思维中断或思维云集等症状。

②逻辑障碍：表现为逻辑倒错（非逻辑性思维）、矛盾观念、病理性象征性思维或语词新作。

③妄想：是指缺乏客观事实根据，内容荒谬，难以说服，坚信不疑的一种病态信念。精神分裂症常见的妄想有以下几种：a.被害妄想：其最为常见。患者觉得其本人或亲属处处遭到迫害，别人在背后议论、嘲讽，出门受人跟踪监视，或在饮食中放毒等。患者可受妄想支配而拒食、逃跑、控告或采取自卫而攻击伤人。b.关系妄想：或称牵连观念，患者将环境中与自己无关的事物都认为与自己有关，如认为别人的一举一动、报纸和广播的内容都是针对自己的恶意中伤。常与被害妄想同时存在，相互影响。c.物理影响妄想：或称被控制感，患者认为其思想情感和行为都受外界某种仪器所支配操纵而不能自主，可与被害妄想同存。d.夸大妄想：坚信自己才智超群、地位不凡、财富极巨或系名门后裔。e.其他：有嫉妒妄想（怀疑配偶不贞）、疑病妄想（怀疑得了顽疾怪症）、罪恶妄想（无端自责、

自罪)、钟情妄想（坚信被某异性所爱）等。

④幻觉：指没有相应客观刺激作用于感官时出现的知觉体验。患者信以为真，行为常受幻觉影响。最常见的为听幻觉（幻听），患者听到有人议论、辱骂、嘲讽或对他的思想行为加以评注。也可出现幻视、幻味、幻嗅、幻触、内脏感受性幻觉及肢体运动感的幻觉。

（2）情感障碍：

①情感淡漠：对本人应该关心的事物失去兴趣，对亲人冷淡无情，对工作、学习缺乏责任心，对切身生活事项毫不在乎。面无表情，语调平淡，漫不经心。

②情感倒错：悲喜失度，情感反应与其内心活动及外界环境不相协调。

③其他：有情绪不稳、抑郁、焦虑、欣快、痴笑及丧失羞耻感等。

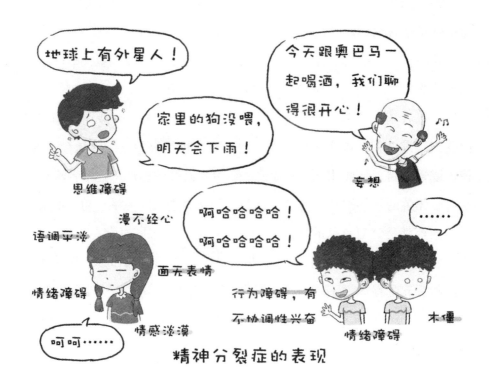

精神分裂症的表现

（3）意志障碍：出现病态的意志要求，也有意向矛盾，模棱两可，犹豫不决。

（4）行为障碍：有不协调性兴奋（杂乱无章的言语增多）、木僵（不言不动、不吃不喝，僵直如木）、蜡样屈曲（肢体听凭摆布，如蜡样任人塑造）、抗拒、违拗（违抗检查者的指令）。

5.它可以分类吗？

一共分为单纯型精神分裂症、青春型精神分裂症、紧张型精神分裂症和偏执型精神分裂症这四大类。各型之间可以互相转变。另外，也有不能明确分型，难以归入上述类型的，则称为混合型精神分裂症。

6.单纯型精神分裂症的具体表现有哪些？

单纯型精神分裂症多自青少年期缓慢起病。其主要表现为情感淡漠、生活懒散、工作或学习漫不经心、缺乏主动性等。

7.青春型精神分裂症的具体表现有哪些？

青春型精神分裂症多于青春期起病，常为急性或亚急性发病。其主要症状为思维散漫、行为紊乱、情感倒错，常有痴笑、扮鬼脸、赤身裸体或言行带性色彩等。

8.紧张型精神分裂症的具体表现有哪些？

紧张型精神分裂症发病年龄较早，发病较急，表现为木僵、缄默、抗拒、蜡样屈曲等运动障碍，有时可突然发生冲动伤人毁物行为。

9.偏执型精神分裂症的具体表现有哪些?

偏执型精神分裂症多在 30 岁以后缓慢起病。其主要症状为各种妄想和幻觉,两者又相互加强,在幻觉和妄想影响下,可发生各种反常和危险行为。

10.怎样进行药物治疗?

药物治疗可以减轻或消除妄想、幻觉和思维障碍等症状。在急性症状消除以后,坚持使用抗精神病药物可以减少复发的可能。

精神分裂症是一种病程长、治愈率低、复发率高的重型心理疾病。有文献报道,精神分裂症患者在第一次发病治疗后,如果不坚持服药,不采取积极的康复措施,其复发率可达 50%以上;5 年内复发率可达 80%,所以患者一定要坚持进行药物治疗。

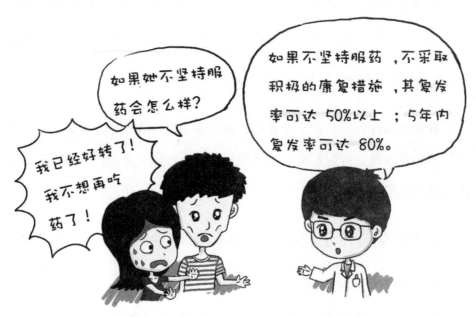

患者一定要坚持进行药物治疗

11.常用的药物有哪些?

常用的药物包括典型抗精神病药物和非典型抗精神病药物。具体的典型抗精神病药物有氯丙嗪、奋乃静、氟哌啶醇等;非典型抗精神病药物有氯氮平、利培酮、奥氮平、阿立哌唑等。非典型抗精神病药物的副作用较少,目前作为一线用药。

12.药物可能出现的不良反应有哪些? 应如何应对?

典型抗精神病药物的副作用较多,不作为首选药物;非典型抗精神病药物的副作用较少,如胃肠道反应,对肝功能、血糖、血脂的影响,催乳素水平升高,锥体外系反应等。

出现不良反应后,一定要定期(1个月)检查身体,发现问题应及时对症处理。

13.这个疾病能够治愈吗?

本病的近期愈后(1年内)取决于患者对治疗的依从性,不用药物治疗,70%~80%的精神分裂症会在12个月内复发并可再次发作,维持用药可以使本病的复发率下降到30%。

本病的远期愈后多种多样,1/3的患者可以获得明显而持续的改善;另有1/3的患者病情部分改善,并间断发作和遗留有残疾;剩下1/3的患者病情严重而有明显残疾。愈后良好的因素则包括起病急、发病年龄较晚、病前有良好的社会技能,以及偏执型或阳性精神分裂症患者。愈后不良的因素则包括发病年龄早、病前社会或职业技能差,有精神分裂症阳性家族史以及青春型或阴性精神分裂症患者。

(刘晨亮　阳前军)

六、摄食障碍

冯兰，女，18岁，武汉某中学高三学生。患者因上高三学习紧张，家人经常给她补充营养导致其体重增加，患者认为自己变胖了，不如以前美丽了，于是决定减肥，开始有意识地节食，每次吃饭都神经质地计算吃入多少热量，这些热量要怎么消耗掉，经常采用的方法就是呕吐。近1个月来患者由原来的50千克瘦到近45千克，患者仍认为自己很胖，身上脂肪很多，感觉自己吃东西就是一种犯罪，就是在增加自己的脂肪，一看到食物就想吐，吃了食物后只有吐出来心里才会舒服。患者情绪很低落、烦躁，学习没有动力，经常感觉头昏昏沉沉的，无故想哭泣，月经这个月也没有来。

1.这到底是什么疾病？

摄食障碍，又称进食障碍，主要指以反常的摄食行为和心理紊乱为特征，伴发显著体重改变和（或）生理功能紊乱的一组疾病。

2.为什么我的孩子生病了？

该病具有神经生物学因素、心理学因素和社会学因素等多方面的因素。

（1）神经生物学因素：近年的科学研究发现瘦素等神经化学物质与控制摄取食物有关，低体重神经性厌食症患者的血浆和脑脊液中瘦素偏低，而在恢复期瘦素水平升高。

(2) 心理学因素：①各种因素导致的情绪混乱，如突然与父母亲分离，强烈的刺激和亲人死亡等。②对不愉快或感到憎恶的思想和经验的反应，如一女孩上学遇见一因车祸导致脑浆迸出而死亡的场景，以后当看到豆腐类食品便联想到这一情景而发生呕吐。③精神过度紧张，如遇到各类考试，尤其是有些女孩，显得特别紧张，且常有过去发作史。④作为反对父母的一种手段。当患儿受到过度刺激或当父母强迫孩子去做他们不愿做的事情时，有些孩子可发生呕吐，以示反对。⑤作为对家庭施加压力的一种手段。有些家长对孩子溺爱、放纵，这些孩子有时往往以呕吐来对家长施加压力。例如害怕上学或上幼儿园的孩子，呕吐往往发生在早晨，而周末或假日不发生呕吐；又如母亲强迫孩子进食或喂食过度，孩子亦可以呕吐来进行反抗。

(3) 社会学因素：与大众媒体过度宣扬纤瘦的女性体形有关。13 岁以后是性的生理及性的心理发展最快的阶段。对于性心理发育尚不成熟的女孩，对自身的第二性征发育和日益丰腴的体型缺乏足够的心理准备，容易产生恐惧不安、羞怯感，有强烈的愿望要使自己的体型保持或恢复到发育前的"苗条"。

3.我的孩子真倒霉！

摄食障碍在 20 世纪 60 年代以前少有记载。目前该病主要存在于发达国家或发展中国家的城市地区，多数患者是女性，女性患者比男性患者多出 10 倍，特别是少女和年轻女性，病发率约为 150 位 15 岁的少女中，便有 1 位患者。该病好发于女性青少年，男性青少年患此病极少，男：女为 1：10，平均发病年龄为 16～17 岁，男性为 12 岁。国外报道 12～18 岁女性患病率为 0.5%～1%，我国尚未明确统计。

4.它可以分类吗？

摄食障碍包含神经性厌食症和神经性贪食症。

5.神经性厌食症的具体表现有哪些？

神经性厌食症是由心理因素引起的一种慢性进食障碍，以个体通过节食等手段有意造成并维持体重明显低于正常标准为特征的疾病。

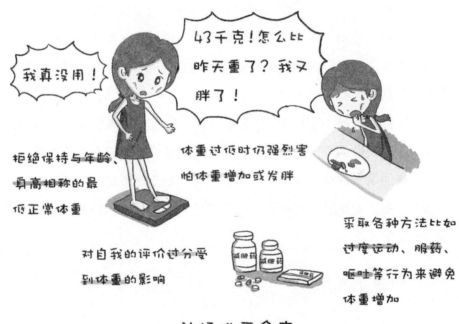

神经性厌食症

（1）认知：对自己的体重和体型体验有问题，即使已经骨瘦如柴仍认为自己胖，而且对自我的评价过分受到体重的影响。

（2）情绪：即使体重过低，仍强烈害怕体重增加或发胖。

（3）行为：拒绝保持与年龄、身高相称的最低正常体重，采取各种方法比如过度运动、服药、呕吐等行为来避免体重增加。

6.神经性贪食症的具体表现有哪些?

神经性贪食症一般简称为暴食症,是一种反复发作的不可控制的冲动性的暴食,之后又采用各种手段来抵消体重增加的疾病。

(1)认知:对自己的体重和体型体验有问题,即使已经骨瘦如柴仍认为自己胖,而且对自我的评价过分受到体重的影响。

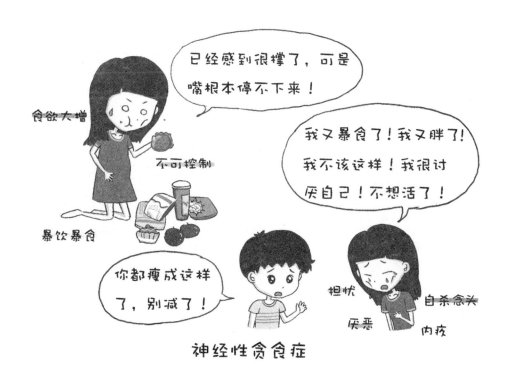

神经性贪食症

(2)情绪:常常伴有抑郁、焦虑的情绪改变。暴食后又出现厌恶、内疚、担忧,有的患者为此产生自杀念头和行为。

(3)行为:①该病的最典型表现是频繁的暴饮暴食,且不可控制。暴食常在不愉快的心情下发生,发作时食欲大增,常为正常时的几倍,且进食的速度很快。②暴食后常因恐惧暴食带来的体重增加而采取催吐、吃泻药及减肥药等手段以抵消暴食的影响。

7.怎样进行药物治疗？

药物治疗的目的有两个，一是影响与饥饿或满足有关的神经递质或神经肽，从而改善食欲；二是治疗与神经性厌食并存的其他精神障碍。

对体重指数〔即 BMI，BMI 等于体重（千克）除以身高（米）的平方〕低于 15 的患者通常建议住院治疗，以保证营养改善和体重增加，促进治疗疗效。对体重指数在 12 以上，没有其他严重合并症，且有治疗意愿的患者，可以尝试门诊强化治疗（每周至少与医生会谈 1 次，进行躯体和心理状态的评估），如治疗有效（体重每周增加至少 0.5 千克 ~ 1 千克）则可继续，否则须住院治疗。

体重指数 即 BMI，BMI 等于体重（千克）除以身高（米）的平方	男性	女性
过轻	低于 20	低于 19
适中	20~25	19~24
过重	25~30	24~29
肥胖	30~35	29~34
非常肥胖	高于 35	高于 34

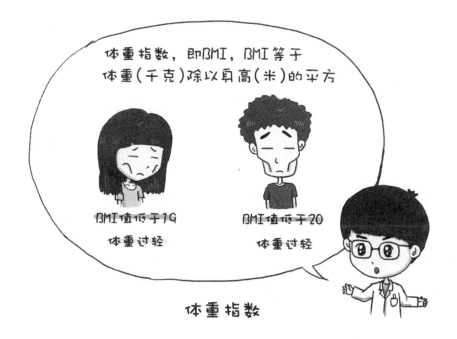

体重指数

住院治疗主要可以在短时间内解决严重营养不良、严重合并症，改善患者抑郁、焦虑情绪，增强患者对疾病的认识，增强治疗动机，保证出院后的后续治疗成为可能。

8.常用的药物有哪些?

主要使用抗抑郁药物和抗精神病药物。常见的抗抑郁药物有氯米帕明、氟西汀等，使严重消瘦的神经性厌食症患者和神经性贪食症患者改善抑郁、焦虑情绪。抗精神病药物包括舒必利、奥氮平等，对单纯厌食者效果较好，并有增加食欲的作用。

9.治疗中可能出现的不良反应有哪些? 应如何应对?

治疗过程中，需要注意的是随着进食恢复，可能出现心脏的失代偿及超出自身机体的调节范围，尤其是在恢复进食的头两周内，心脏负担不了突然增加的代谢压力，可出现的症状有胃过度膨胀、水肿以及少见的充血性心力衰竭。

为了预防药物的不良反应的发生，需要合理控制饮食，定期到医院门诊复查，注意身体情况，如有不适或者明显变化应及时与医生联系。

10.还需要注意什么？

由于很多家长认为这是饮食不规律造成的，会忽略它，并没有重视它。实际上，神经性厌食患者及其家属的治疗意愿非常淡漠，抵触甚至拒绝治疗，严重低体重常常因加重了病态歪曲的认知而加大了治疗的障碍。神经性贪食症和神经性厌食症都是疾病，一定需要治疗。

神经性贪食症患者刚开始时为暴食行为感到害羞，偷偷进行，常伴有抑郁、焦虑的情绪改变；暴食后又出现厌恶、内疚、担忧，有的人为此产生自杀念头和行为，自杀的危险性高于神经性厌食症。

（代昊　阳前军）

七、物质依赖

小黄，男，20岁，大学生，家庭经济条件好，因觉生活烦闷，外出交友，经常到酒吧玩耍。去年2月份在酒吧时，一次偶然的机会有个朋友给他了一些摇头丸，服用后自觉非常过瘾、兴奋，进入了令人欣快、高度兴奋的"极乐世界"。之后，他经常沉溺于酒吧，在摇头丸＋啤酒＋劲舞（摇头）的作用下很快进入其"极乐世界"，寻找一种超乎寻常的体验。半年后，患者精神差，上课无精打采，注意力不集中，日渐消瘦，容易疲劳，心情很差，易对家人发脾气。

1.这到底是什么疾病？

物质依赖，指使用一种或几种物质后，身体和心理都对这些物质产生了依赖，也就是上瘾。如果不使用这些物质，就会身体不舒服，会有心慌、出汗、恶心、呕吐、手抖、行走不稳定等一系列的反应，严重的会抽搐、神志不清，甚至会危及生命。而如果长期使用这些物质，使用量会越来越大，因为以前的剂量已经不能够满足身体的要求。以下物质会产生依赖：鸦片类物质、大麻类物质、可卡因类物质、苯丙胺类物质、致幻剂、催眠镇静药物、抗焦虑药物、非鸦片类镇痛药物、溶剂吸入、类固醇兴奋剂等。特别要注意的是苯丙胺类及氯胺酮类毒品，这些被称为"新型毒

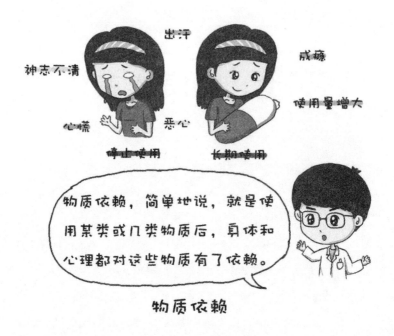

物质依赖

品"，主要指发生滥用的一大类以化学合成来源为主的致幻剂、兴奋剂，多发生在娱乐场所，所以又被称为"俱乐部毒品"、"休闲毒品"。

2.为什么我的孩子生病了？

青少年患者中，不少人来自破裂的家庭或者恋爱受挫或失业等，男性比女性约多1/4到1/3。这些人往往从物质依赖中达到"快乐的逃避"。其通常与下列情况有关：

（1）对某种物质的接近程度较高：如医、护、药剂人员因职业关系容易接近此类药物，比一般人容易形成依赖。

（2）医学用药：由于医生给患者经常使用某种药物引起依赖。如给癌症患者反复使用吗啡止痛，引起对吗啡类药物的依赖。有人因偶尔失眠或疼痛而使用催眠、镇静或止痛药物，以致发展到长期滥用，最后形成依赖。

（3）文化影响：某些青春期青少年误入某种黑社会团体，受团体影响，进行吸食毒品的模仿行为。还有一些地区的居民风俗习惯容易导致流行，如南美印第安人吃古柯叶，墨西哥印第安人吃含南美仙人掌毒碱的植物尖端等社会环境因素。

（4）人格缺陷：有三种人格缺陷者易产生物质依赖，即变态人格、孤独人格和依赖性人格。这些人格缺陷所表现出的共同特征是易产生焦虑、紧张、欲望不满足、情感易冲动、自制能力差等。

（5）强化作用：行为心理学派认为，滥用物质产生的欣快感可以产生直接的强化作用，而避免戒断时的痛苦则产生间接的强化作用。形成物质依赖的情景和条件也可形成环境的强化作用。这几种强化作用的叠加遂使人的行为固定，从而形成物质依赖。依赖者受接触到的周围人群的群体心理影响，更可构成社会性的强化，促使物质依赖更加顽固。

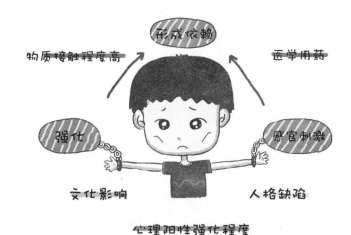

为什么会产生物质依赖

（6）感官刺激：主要常见于"新型毒品"，包括我们俗称的冰毒、K粉、摇头丸等。很多年轻人都认为这些是无害的，而且由于其能使自己感觉好、状态好、很时尚等而去使用这类毒品。吸食之后会出现幻觉、极度的兴奋、抑郁等精神症状，从而导致行为失控和暴力犯罪。

3.物质依赖的具体表现有哪些?

(1) 产生耐药性:患者连续用药后,服同样剂量时患者会感到之前获得的效应明显降低,这时为了获得期望的效应,必须增大用量,这时患者对这种成瘾物质产生了耐药性。

(2) 出现戒断反应:由于患者对所用的成瘾物质产生了依赖性,停用或减少剂量便会出现戒断反应,表现为该类物质所特有的生理和心理以及行为改变。

(3) 获得和使用成瘾物质以及体验它的期望效应成为患者每天的主要活动,患者花大量的时间去获取所需的物质,因而放弃或减少了重要的社交、职业或娱乐活动。

(4) 难以戒除:患者期望戒除或控制成瘾物质未能获得成功。尽管他们知道使用成瘾物质对身体和心理不利,并且可加重躯体疾病,但仍继续使用成瘾物质。

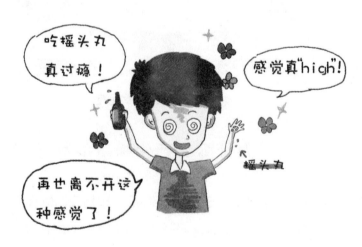

物质依赖的具体表现

4.物质依赖会对人体产生哪些危害？

（1）使用过量物质致急性中毒；（2）物质对胚胎和新生儿的影响；（3）因物质使用方式不当造成的伤害；（4）长期使用致慢性蓄积性中毒；（5）容易罹患各种躯体并发症；（6）外伤、意外事故与自杀；（7）影响青少年的心身发育；（8）影响成人的工作和家庭生活。

5.怎样进行药物治疗？

戒断物质是物质依赖治疗中最根本的环节，采取的具体方法可因人因物而异。对于轻症依赖者或可卡因、印度大麻等无躯体依赖性物质，应立即戒断。对于重症依赖或用量颇大者，或有明显躯体依赖性的物质，应采取逐渐减量直到完全戒断，或用替代疗法过渡到完全戒断。所谓替代疗法，是用一种与该物质性能相仿，但无依赖性或依赖性很弱的物质取代已形成依赖的物质，然后逐渐减少剂量，直到替代该物质至完全停用为止。而对于新型毒品的戒断，轻症无明显精神症状的可以直接戒断，而对于急性中毒患者或者出现幻觉和各种躯体不适的患者，需要到医院进行急症处理和综合治疗，如断绝毒品，心理治疗，抗精神症状治疗，抗焦虑和抑郁治疗等。

6.药物怎样起效？

对使用传统毒品的患者应使用美沙酮、丁丙诺啡、可乐定、东莨菪碱等药物进行治疗。多数患者使用美沙酮药物采用先快后慢的方式，后期每天逐渐减量20%左右，直至停药。丁丙诺啡药物具有镇痛活性强、作用时间长的特点。需要引起重视的是丁丙诺啡在首次剂量及给药时间问题上需要非常谨慎，稍有不当将产生催促反应，使患者不愿继续治疗。孕妇和哺乳期的患者选择该药优于美沙酮。使用可乐定药物住院脱毒的成功率高，但镇静和低血压不良反应大于吗啡，导致患者接受治疗的依从性降低。东莨菪碱药物可以控制吗啡成瘾后的戒断症状，具有降低耐受性和促进毒品排泄的作用，并且不易成瘾。但是，它的副作用常常表现为口干、眼花、尿潴留，剂量较大时需要进行监控。

对使用新型毒品的患者应注意对症治疗，出现什么症状就治疗什么症状，另外还要注意对病因治疗，如隔绝毒品获取途径，并加强心理辅导，让患者从根本上摆脱"心瘾"，回归社会。

7.出现戒断症状后怎么办？

戒断症状的处理办法是：根据戒断症状的严重程度，分别予以对症处理。有些物质骤停时可出现危及生命的戒断症状，应采取缓慢减量或必要时给予少量原先依赖的物质，以减轻戒断症状，再用替代疗法治愈。对躯体并发症，应根据具体情况给予相应的治疗措施。

8.怎么防止再次产生物质依赖？

了解并知道不同对象产生物质依赖的心理因素与社会因素，能够经常加以鞭策与鼓励，使之树立恒心与信心。同时加强心理治疗和行为治疗。患者应痛下决心，善于说服自己，制订计划，计划要实事求是、切实可行、循序渐进，通过良性反馈不断激励自己，并积极参加丰富多彩的文化体育活动，转移对所依赖物质的注意力。此外，依赖者也需要与家人或朋友交流情况，取得他们的配合、支持、鼓励和监督。

9.这个疾病可以治愈吗？

物质依赖治疗存在诸多问题，建议在专科医院进行正规治疗以安全度过生理戒断期，至于心理依赖及可能存在的戒断后长期稽延性症状需要配合药物、心理行为以及戒酒互助协会等综合治疗，以便能够长期保持治疗效果。复发是目前最难解决的世界性难题，也是国际上研究的热点，相信不久的将来一定能够解决。

（尹超　戢汉斌）

八、应激相关障碍

刘君，女，20岁，1个月前与父亲一同坐出租车外出，途中经过车祸现场，亲历车祸，后来父亲不幸死亡。从此之后，她否认父亲的过世，总是不断批评自己；晚上无法入睡，脑海里面总是不断闪现车祸时候的场景，常常做噩梦；整个人什么事情都不想做，无法安心学习，也不跟寝室室友说话。连续1个月，她不愿意经过车祸的事发现场，不敢看到路边的车子，一看到车子整个人就变得很紧张、浑身发抖。

1.这到底是什么疾病？

应激相关障碍是一组由生理因素、心理因素、社会环境因素引起的异常心理反应所导致的精神障碍，包括急性应激障碍、创伤后应激障碍，适应障碍和其他严重应激障碍，但不包括癔症、神经症、躯体化障碍和各种非心因性应激障碍。

2.为什么我的孩子生病了？

受客观条件影响，对适应障碍和急性应激障碍的研究结果偏少，更多的是创伤后应激障碍的研究结果，其主要受以下三方面因素的影响。

（1）生理因素：创伤后应激障碍与处理情绪和记忆的脑系统有关，特别是杏仁核与海马。海马负责存储和提取记忆，与杏仁核相连；杏仁核与条件性恐惧反应产生的关系尤为密切。在形成和回想对事件以及与之相关的情绪的记忆时，海马与杏仁核都被激活。形成创伤记忆的过程，与两种应激激素的关系尤为密切，即去甲肾上腺素和皮质醇。这些激素分泌的增加可使记忆增强，但这种在创伤应激下的激素分泌水平对脑组织伤害很大，可能会导致神经细胞死亡及记忆系统破坏。

（2）心理因素：霍罗威茨的社会认知模型认为，当个体卷入恐惧事件而使其现有的世界观无法与之协调时，个体就可能产生创伤后应激障碍。比如车祸发生后，会形成"人可能因事故而丧命"的想法，可能会动摇其原本认为自己刀枪不入的想法。为了避免这种伤害自我的矛盾，个体麻木或者否定的防御机制就会被唤醒。这些防御机制又会与完美倾向展开竞争，它要求个体将创伤记忆整合到已有的关于世界的模型或者图式中去，根据原有信念来使得当前信息合理化，或者改变固有的观念。

人格也会影响个体在经历创伤事件时的认知、情绪、对创伤事件的反应性评价以及随后的应对策略。有研究发现，高神经质组的应激反应大于低神经质组，内倾组的应激反应大于外倾组。

（3）社会因素：社会支持是对个体创伤反应的重要调节手段。向他人倾诉可以帮助个体重新认识事件的意义，也为个体表达其消极情绪提供了支持。

3.这个孩子真倒霉！

在美国，创伤后应激障碍发病率为7%～12%。有调查发现女性的创伤后应激障碍患病率是男性的2倍。其他公认的危险因素包括既往有创伤暴露史，创伤前后有其他负性生活事件、可获得的社会支持力度低、身体健康状态欠佳，这些都是创伤后应激障碍发病的危险因素。

4.它有具体分类吗?

应激相关障碍主要包括急性应激障碍、创伤后应激障碍和适应障碍。

5.急性应激障碍的具体表现有哪些?

急性应激障碍,又称急性心因性反应,是由突发并且异乎寻常的强烈应激生活事件所引起的心理疾病。该病可以发生于任何年龄,但在青年人人群中更常见。如果个体适应能力比较差,躯体处于疲劳状态,年老体弱,那么会增加发病率。其具体表现如下:

(1) 发病前突然遭遇了异乎寻常的应激性生活事件,比如重大交通事故、亲人突然死亡、遭受歹徒袭击、被抢劫、火灾与地震等大面积的自然灾害。

(2) 可以在经历悲伤性事件的当时或之后,出现以下分离性症状中的三项或更多:

①如麻木、与环境脱离或缺乏情绪反应的主观感受;②对周围环境的觉察能力下降 (如处于茫然状态);③现实解体 (非真实感);④人格解体;⑤分离性遗忘 (如不能回忆创伤发生时的重要情节)。

(3) 创伤事件以至少以下之一的方式持续地得以重复体验:反复地出现的意象、思想、梦、错觉、闪回发作,或者看到该创伤事件的提醒物时感到痛苦。

(4) 极力回避可以唤起创伤记忆的刺激源,如想法、感情、谈论、活动、地点、人物。

(5) 会明显出现焦虑或者警觉性增高的状态,比如睡眠障碍、易激惹、注意力难以集中、过度警觉、惊跳反应过强、运动性不安。

(6) 障碍引起患者的苦恼,引起患者的职业功能、社交功能减退或受损。

（7）以上障碍持续出现于创伤事件 4 周内，至少持续 2 天，最长持续 4 个月。

（8）出现以上的障碍不是由于物质，比如成瘾药物、处方药物或者躯体情况的直接生理反应所致，也不能用短暂精神病性障碍来解释，也不是 DSM-Ⅵ 的轴Ⅰ、轴Ⅱ的简单恶化。

6.创伤后应激障碍的具体表现有哪些？

创伤后应激障碍是对异乎寻常的威胁性或者灾难性事件或者情境的延迟性和持久性的反应。其具体表现如下：

（1）患者遭到异乎寻常的创伤性事件或者处境，当经历、目睹过一个或者多个事件，比如亲人去世、车祸、火灾、地震、海啸等。这些事件涉及死亡、死亡威胁或者严重损伤，或者危及自己或他人身体的完整性。并且这些事件让患者有强烈的害怕、无助感或者恐惧反应。

（2）患者使用以下之一的方式持续地重复体验创伤的经历：

①反复地和不自主地出现对创伤性事件的痛苦回忆，包括意象、思想或知觉。需要注意的是，儿童可能会反复地玩与创伤的主题或内容有关的游戏。

②反复痛苦地梦及创伤性事件。需要注意的是，儿童可能有许多不能辨清内容的可怕的梦。

③有仿佛创伤性事件正在重现的行动或感觉，包括经历的重新体验感、错觉、幻觉、分离性的闪回发作，在觉醒时或酒醉时发生。需要注意的是，儿童可再扮演与创伤相关的情节。

④当再次暴露于代表创伤性事件或与创伤性事件的某一方面类似的内部或外部线索时，出现明显的生理反应。

（3）长期回避与该创伤性事件相关的刺激，普通反应性的麻木（创伤前没有出现），可以通过以下的三条或更多得以表现：

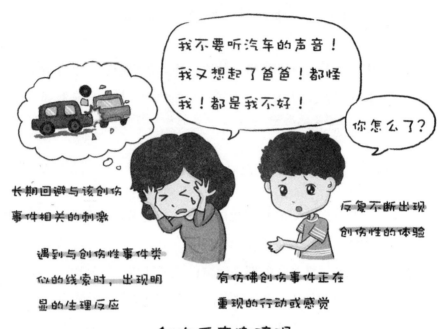

创伤后应激障碍

①努力地回避与创伤相关的思想、感受或谈话；②努力地回避能唤起创伤性回忆的活动、地点或人物；③不能回忆创伤的重要方面；④对于重要活动的明显的兴趣下降，参与减少；⑤与他人的脱离、疏远感；⑥情感的范围受限（没有爱的感受）；⑦前途渺茫感（如对工作、婚姻、子女或正常寿限无所期望）。

（4）持续存在醒觉性增高的症状（创伤前没有出现），通过以下或更多得以表现：

①入睡或保持睡眠困难；②易激惹或暴怒；③注意力集中困难；④过度警觉；⑤惊跳反应过强。

（5）以上第二项、第三项、第四项症状持续超过 1 个月。

（6）以上症状引起具有临床意义的苦恼或者社交、职业或其他重要功能的损害。可能会出现其他的相关表现，如抑郁心境、躯体功能紊乱或性功能障碍、内疚或社会功能减退。

7.适应性障碍的具体表现有哪些?

适应性障碍是指在某种易感人格的基础上，对明显的生活改变或者应激性事件的后果表现出一种短期的主观痛苦、烦恼和情绪紊乱的不适反应，伴有社会功能的损害。适应性障碍的常见的应激事件包括生活环境或者家庭变迁、变换工作、经济状况恶化、人际关系紧张、事业失败、亲友丧亡、移居国外、离退休后或患严重的躯体疾病等，患病前一般有人格缺陷，适应能力差。其具体表现如下:

(1) 情感或行为的症状的发生有一明确的应激因素，发生在应激源出现的 3 个月内。

(2) 这些症状或行为临床上明显地有以下之一表现:

①有明显的苦恼，超出了从遭遇的应激因素所预期的程度;②社交或职业（学业）功能有显著的损害。

(3) 应激相关的紊乱不符合其他特定的 DSM- 轴Ⅰ障碍的诊断标准，也不是已存有的轴Ⅰ、Ⅱ障碍（人格障碍或精神发育迟滞）的恶化。

(4) 症状不是丧恸反应。

(5) 一旦应激源（或它的结果）结束，症状在 6 个月内不复存在。

8.常用的药物有哪些?

对于激越的患者，可以用适当的精神科药物，控制兴奋躁动，并且防止自残自伤行为，如给予小剂量的注射氟哌啶醇或者氯硝西泮;伴有严重焦虑者，可以给予抗焦虑药物;对于严重睡眠障碍者，可给予催眠药物治疗;对于合并抑郁、焦虑的患者，可使用抗抑郁药物，时间和剂量应充分。研究显示，药物如舍曲林、氟西汀、帕罗西汀和氟伏沙明不仅能够改善抑郁和焦虑情绪，同时可以减少闯入性回忆、回避和过度警觉症状。

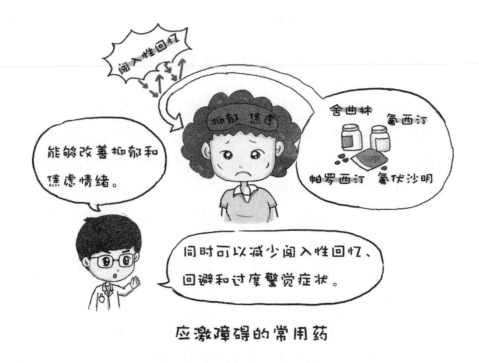

应激障碍的常用药

9.药物怎样起效?

调节神经递质失衡的抗焦虑药物可以促进5-羟色胺(5-HT)、去甲肾上腺素 (NE)、γ-氨基丁酸 (GABA) 等释放,使它们趋向正常,减少杏仁核焦虑恐惧信号的输出,从而使焦虑症状消失,情绪恢复正常。

抗抑郁药物是当前治疗各种抑郁症状的主要药物,能有效解除抑郁心境及伴随的焦虑、紧张和躯体症状,有效率为60%~70%。目前主要推荐5-羟色胺再摄取抑制剂 (SSRIs)、5-羟色胺 (5-HT) 和去甲肾上腺素再摄取抑制剂 (SNRIs)、去甲肾上腺素 (NE) 和特异性5-羟色胺作为一线抗抑郁药物。不同的机制抗抑郁药物通过调节大脑内特定脑区的5-羟色胺(5-HT)、去甲肾上腺素 (NE)、多巴胺 (DA) 等神经递质的浓度,达到缓解各种抑郁症状的目的。

10.这些药物可能出现哪些不良反应？应如何应对？

目前常用的新型抗抑郁剂的不良反应较少且基本容易耐受，常见不良反应为胃肠道反应、便秘、口干，少数可导致体重增加等。

出现不良反应后不必惊慌，有些不良反应如胃肠道反应通常在服药几天后会自行消失。对于便秘等反应可自行调整饮食结构，必要时在医师指导下对症处理。另外，加强体育锻炼是避免体重增加的有效方法。

11.这个疾病能够治愈吗？

有一半左右的创伤后应激障碍患者可以在第一年中恢复，而有些人需要持续更长时间。患者暴露在创伤事件中的严重程度和持续时间是影响病程长短的重要因素，评估时应询问症状的性质、持续时间等。应动员患者亲属以及社会关系的力量，强化社会支持，对愈后和康复具有重要意义。

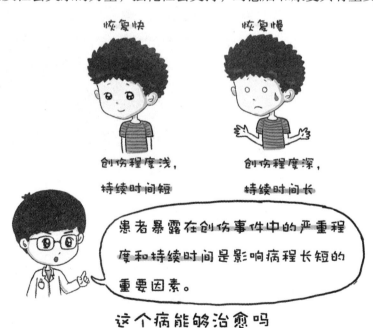

(杨丽娟　白汉平)

九、网络依赖

马林，高中生，自小懦弱自卑，从幼儿园起就被其他小朋友欺负，在受到其他小朋友欺负后又不会向外界的成人求助，因而他一直都背负着一个受害者的十字架，自己在幼儿园、在小学时经受的外界的挫折、受过的委屈也没有任何人可以理解。青春期来临了，马林逐渐成为一位块头比较大、健壮的小伙子，同学稍微有一点过激的语言都有可能激起马林的愤怒情绪，会出现冲动的举动，所以致使马林周围没有什么朋友，马林也会感觉周围的朋友都不喜欢他，也都看不起他，他一个人树立起了一个"篱笆"，禁止自己与更多人亲近。马林热爱上了网络，他曾经长时间在游戏战队中与一群朋友聊天，战队取名"安眠花"，这是一群具有抑郁倾向的人群聚合的地方，他们可以在一起互相理解，互相支持，也可以在这个战队中找到共同的兴趣爱好，可以交流，可以分享。

1.这到底是什么心理问题？

目前，网络依赖不属于任何一种心理疾病，也未列入心理疾病的诊断，但却是儿童和青少年日常生活中最常见的心理问题。网络依赖是指个体往往没有一定的理由，无节制地花费大量时间和精力在互联网上持续聊天、浏览，以致影响生活质量，降低工作效率，损害身体健康，并出现各种行为异常、人格障碍、交感神经功能部分失调。网络依赖，需要长时间来满足。除此之外，还有不同程度的情绪障碍，使日常工作、生活受到影响。网络依赖症具有依赖性，并且会导致社会功能障碍。

2.为什么我的孩子会出现网络依赖？

网络依赖的影响因素主要受到以下三个方面影响。

（1）个人特征的影响：

因为网络具有匿名性、便利性、回避现实性，从而使人格特征表现为喜独处、敏感、抑郁、倾向于抽象思维、警觉，不服从社会规范的人更容易在网络中找到归属感。

（2）年龄阶段的影响：

11～17岁，网络依赖的流行率有一个缓慢上升的过程；17～18岁，网络依赖的流行率则有一个快速下降的过程；18～20岁，网络依赖的流行率则又上升到一个新的高度；22岁以后，网络依赖的流行率又到一个新的高度。男性比女性更容易成为网络依赖者，因为在网络游戏中男生比女生更容易出现时间管理失控的问题，很容易在玩线上游戏时投入更多的时间，甚至会出现旷课等不良行为。

首先，这个年龄阶段的青少年固有的心理特点是普遍性的问题，他们正处于未定性时期，自制性和自律性比较差，对外界事物充满好奇，很难抵挡住外界的诱惑。其次，这个时期的青少年认知能力有限，对网络上充斥的大量信息往往不具备清醒的辨别能力，极容易被外界影响。再次，由于青少年的自我意识强烈、叛逆心理严重等，对世界否定和对自我否定，网络依赖是由"脆弱性"和"生活事件"共同作用的结果。

（3）外在事件的影响：

网络依赖者诸多内在"脆弱性"在社会中受挫，普通人或他们给自己提供了一面镜子，从中人们可以看到别人对自己行为的反应，人们对自己的看法就产生于这种反应中。只有通过看到别人的态度，我们才能知道，自己在现实环境中的身份、地位以及被他人认可、接纳的程度，从而及时对自己有所认识并作出相应的评价进而调节自己的心理和行为。在现实情境中，通过别人了解自己对网络依赖者往往有诸多不便，他们特别担心由此受到伤害，但网络化解了这一切，它帮助他们通过彼此的信息交流实现了个人的自我表露，从某种程度上达到了了解自己的目的。

3.网络依赖的具体表现有哪些？

（1）认知：有些人对新事物敏感且容易接受，好奇心强，有着强烈的求知欲，对知识同样感兴趣。网络以它特有的方式和丰富的内容展示给他们一种全新的虚拟社会环境，网络游戏具有引人入胜的动画和音响效果、生动的故事情节，吸引他们的眼球，并且网络文化的传播性广。网络依赖者80%都是青少年，他们从小生活在网络时代，对网络的接受和使用程度都远远高于以往任何一代，网络已成为他们的主要生活内容之一，最重要的是，每一个使用电脑网络的青少年都要认识到，电脑是工具，而不是玩具。适度、合理地使用网络，能够很好地获取知识、技能，进行娱乐、休闲等；但是如果无节制地使用网络，就会影响正常学习、生活和人际交往，甚至会出现身体健康受损，不能与社会外界正常交往等严重问题。

（2）情绪：其典型症状表现为情绪低落、无愉快感或兴趣丧失、睡眠障碍、生物钟紊乱、食欲下降和体重减轻、精力不足、精神运动性迟缓、激动、自我评价降低和能力下降、思维迟缓、有自杀意念与行为、社会活动减少、大量吸烟、饮酒和依赖药物等。患有网络依赖的学生多表现为失

眠焦躁、容易发脾气、不愿上学等症状。目前患网络依赖症的学生比较
多，其中包括初中生、高中生、大学生。

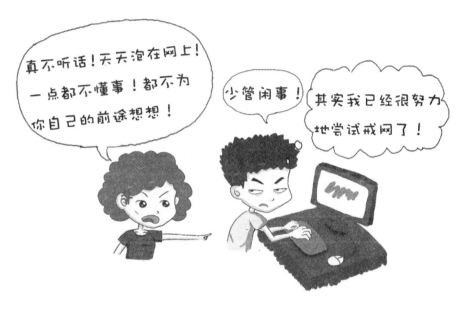

网络依赖的表现1

（3）行为：对网络有心理依赖，不断增加上网时间；在网络行为中不
断获得愉快和满足，下网后感觉不快；在个人现实生活中花很少时间参与
社会活动和与他人交往；以上网来逃避现实生活中的烦恼与情绪问题；倾
向于否定过度上网给自己的学习、工作和生活造成的损害。

（4）人际关系：网络依赖者大多性格孤僻冷漠，容易与现实生活产生
隔阂导致自我更加封闭，进而不断地走向个人孤独世界，从而拒绝与人交
往。同时，网络依赖者沉溺于虚拟完美的网络世界之中，沉醉于一种虚拟
的满足，他们从网络游戏中得到了个人成就感的满足，他们从网恋中得到
了个人归属感的满足，他们可以在网络世界充分张扬自己的个性，在虚拟
的网络世界里他们已经拥有了一切。而在现实世界中，一切都不是那么完

美，朋友经常欺骗自己，爱人随时背叛自己，因此他们认为现实生活中的人际交往是一种可有可无的事情，从而不愿意与人交往，拒绝与人交往，拒绝融入社会，这是网络带给网瘾青年的一大问题。另外，沉溺于网络世界，还造成了青少年与他人交往频率的减少，迷恋人机对话模式，对着电脑屏幕滔滔不绝；丢掉键盘、鼠标就变得沉默寡言。在现实生活中语言表达能力出现障碍，只有到了电脑前，手按着键盘，才能表达自己的想法，从而更难与别人更好地交流。更有甚者，还会得一种名叫社交恐惧症的心理疾病，表现为怕与人见面、谈话，见人就紧张，面红耳赤，颤抖，因而常独居屋内避不见人。

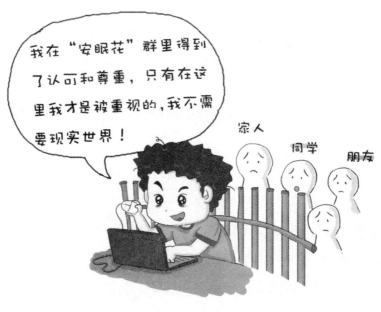

网络依赖的表现2

（5）对自我的认识：自我鉴别能力的特殊；过度沉溺于网络中的虚拟角色，容易迷失自我，将网络上的规则带到现实生活中，造成青少年自我认识的障碍。

（6）身体：以青少年为例，正处于身体发育的关键阶段，沉迷于网络世界，长时间连续上网，新陈代谢、正常生物钟遭到了严重的破坏，身体容易变得非常虚弱。还有研究表明，青少年长期沉溺于网络中，不仅会影响头脑发育，还会导致神经紊乱、激素水平失衡、免疫功能下降，引发紧张性头疼，甚至导致死亡。同时，不良的上网环境也会损害青少年的身体健康，网吧大多环境恶劣、空气浑浊、声音嘈杂，青少年在这种环境的网吧内上网，也容易被传染上疾病。

4.家长如何帮助孩子改善网络依赖的行为模式？

（1）采取家庭互动的方式，并创造性更新家庭氛围。

家庭成员之间的沟通，是建立在能够互相理解以及能够互相表达的基础上的。每一个家庭成员都是渴望能够被理解的，然而在家庭中每个成员也会有各自位置。家长应了解孩子想什么，需要什么，有什么样的心理困惑和情绪问题。

①能够改变同孩子的沟通方式，多以"我感觉"、"我想"等开头，以"我"作为沟通开端，减少批评、指责、评价的语言。

②在有情绪的状态中，家长应忍耐并且消化个人的情绪，而并不是以孩子作为情绪的出口。

③在家庭中，也需要父母双方能够坚定而有力量地拒绝孩子的不合理要求，并能够帮助孩子区分是真正需要还是内心欲望。

④形成有序的家庭内部的秩序以及规则。

（2）青少年应进行社交训练。家长应创设一些有利于青少年身心健康的场合或活动，督促其定时参加如各种艺术沙龙、英语聚会、同学郊游等活动，在社交训练中逐步改变青少年的心理应对能力，培养学习和娱乐的兴趣，将注意力转移到现在的兴趣上来，从而减轻对网络的依赖。

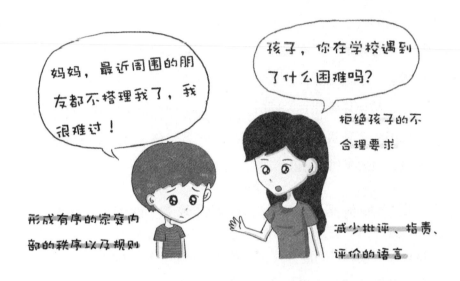

父母如何与孩子沟通

　　家长应鼓励青少年参加体育锻炼，经常的体育锻炼不仅能增加青少年的体质，还可以陶冶情操，增强青少年的自信心。家长应努力培养青少年的自我成就动机，有了成就动机就有了实现自己理想的愿望和动力，就会使青少年希望在现实社会中完成自己的理想，从而脱离虚拟社会。

　　(3) 家长千万不要给网络依赖的青少年打上"坏孩子"的烙印，不要认为他们会就此消沉，要把这一次的挫折看成是一种考验，也许未来他们会成为世界上最优秀的人。

5.还需要注意什么?

　　(1) 网络依赖给个体带来了消极的影响。

　　网络满足了青少年交流、沟通和理解的需要，网络高效、快速、方便、独特的交流方式与当代青少年偏于好奇、乐于幻想、追求独立的要求相吻合。因此，网络一出现，便注定了与青少年紧紧联系在一起。网络使得青少年和世界息息相通，使得他们在有限的学习、工作的重压之外获得了更广泛的空间。当全世界缤纷多彩的信息资源集结在青少年的面前，他们的视野、心胸会与以往完全不同。

但是，网络依赖会对个体产生非常消极的影响，网络使人回避现实生活中的人际冲突和矛盾。

比如用邮件的方式可以回避同学或者同事之间面对面的交流，比如有些人与同学交往时很沉默，但却在群里面非常热情。当家庭出现问题时，当孩子在家庭中的需求无法得到满足的时候，上网成为孩子回避问题的唯一方式，成为家庭中的"第三者"。很多父母谈到上网都会出现焦虑的情绪，"他每天都待在网络上面，我们的孩子怎么办啊？""他天天上网，学习怎么办啊？""他上网上得都不去学校了啊！""他在网络上面会不会学坏啊？""他每天上网，都干什么啊？他都不和我们交流沟通了啊！"这是很多父母的声音，他们都恨不得把网络这个"毒瘤"在家庭当中剔除出去。也许很多父母会觉得解决了孩子的上网问题，就等于解决了家庭中的诸多问题，也就使这个家庭走向了幸福的康庄大道，比如小 B 的家庭。

小 B 从寒假结束后就几乎没有去上学了，成天待在家里面或者到网吧上网，父母怎么说都没有用。小 B 已经上高二了，再这样下去，估计连专科学校都考不上，父母都为他的未来担忧。为了上学的事情小 B 经常与父母发生争执，父母认为小 B 不服管，以前还是听从父母的话的，现在没有等父母说完他就会发脾气大喊大叫。有一次，母亲和小 B 争论起来，小 B 竟一掌把母亲推倒在地上。在这样的情况下，一家三口都很痛苦，父母痛苦，小 B 其实也很痛苦。父母认为小 B 不听话，不懂事，不懂得为自己的前途着想，然而仔细想想，其实小 B 也很不容易，他曾几次下决心戒掉网瘾，好好地去上学，但就是坚持不下去，小 B 心里也挺矛盾的。小 B 每天上网玩游戏的真正原因是他不想听父母的唠叨，不想听到父母说学习多么重要，一定要考上大学，还干涉小 B 交友，让小 B 感觉很没有面子，小 B 有时候情绪糟糕起来会想到自杀。父母是负责任的父母，希望孩子有好的前途，然而当小 B 出现网络依赖的状态，母亲会把小 B 当成坏孩子，并且母亲愤怒地打算不要这个不争气的孩子了。

之后，经过家庭关系的改善，整个家庭变得温情脉脉，小 B 也开始上学了，小 B 上学的时候对父母说过一番话："你们对我这么好，让我跳火坑，我也愿意。"父母也表示不管是上学还是跳火坑，小 B 都是父母的好儿子。上网竟然搞得差点儿把整个家都毁了。

(2) 孩子出现网络依赖的问题，并不单是个体的问题，而是家庭问题的呈现。

青少年过度上网、不出门、不去学校学习，并不仅仅是孩子一个人的问题，而且是孩子的亲子教育的问题。与其说要解决上网问题，倒不如说要解决好孩子的人际关系问题，最重要的是他和父母的关系。

(王玉群)

第二部分
大众对心理疾病及其治疗的
常见疑问

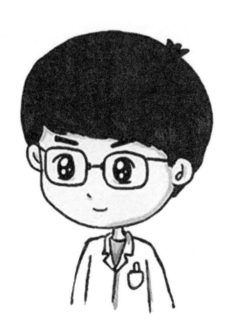

一、大众对心理疾病认识的常见疑问

1.人们经常说的"神经病"与"精神病"是一样的吗?

这种观点是错误的。在日常生活中,人们开玩笑或者骂人时经常会说"你神经病啊!"想要表达的却是"精神病"的意思,所以大部分人都认为神经病和精神病是一回事,其实这里有很大的误解。

神经疾病是指神经系统发生的器质性病变,常见的有脑膜炎、脑出血、脑梗塞、癫痫、脑肿瘤等。心理疾病是指患者大脑功能出现异常,生物化学过程发生紊乱,但现有的医疗仪器设备还查不出大脑结构的变化,表现出精神活动与正常人相比明显不正常,具体表现在情感、行为、认知、动作等方面,不能正常地生活、学习、工作。

2.有些人会有一个疑问,心理疾病是不是就是心理有问题啊?

这种观点是错误的。事实上,心理疾病是许多"障碍性症状"的总称,它包含的范畴极大,主要分为两类,即器质性疾病引起的精神障碍性疾病(例如脑外伤或者脑肿瘤手术后出现的精神障碍性疾病)和非器质性疾病引起的精神障碍性疾病。而由非器质性疾病引起的精神障碍性疾病有一个分支为心理疾病(例如更年期综合征、恐惧症、神经性呕吐、神经衰弱等)。

3.患有心理疾病的患者都有暴力倾向，他们会危害到别人的生命安全。

这种观点是错误的。现在媒体对社会事件的报道越来越及时和透明，社会大众了解新闻事件的手段也越来越丰富，如果在网络中搜索"心理疾病患者"的新闻，搜索结果可以达到上百万条，这里面经常会看到"打人"、"骂人"、"疯疯癫癫"等词语，所以在大众中塑造出来一种错误印象，那就是"精神病都是有暴力倾向的"。

其实不然，在众多的患有心理疾病的患者里，大部分人的表现是退缩、被动、远离人群，他们不与社会接触，活在自己的世界中，做着自己认为对的事情，虽然这些事情在我们正常人的眼中有多么不正常。

但也不能否认确实有一部分的患者有冲动暴力的倾向，特别是在特定的环境及诱因下，甚至会发生令人遗憾的事情。但这部分患者的异常情况如果能够被周围的朋友、家人及时发现，及时到正规医院进行治疗，相信结果可能会不一样。冲动行为可以通过药物治疗来缓解症状。

4.孩子得了心理疾病是一件特别惨的事情，见不得人，而且丢人现眼。

这种观点是错误的。在中国香港心理卫生会的网页中有一篇文章是关于精神病的误解与事实的，里面有一句话：精神病只是众多疾病的一种，而且其患病率正不断地上升。患上了精神病也不必感到内疚、羞愧，或担忧会败坏名声。若因此而讳疾忌医，只会拖延治疗的过程。社会中的大部分人其实都属于讳疾忌医的，其实不光是心理疾病，我们总是认为身上不舒服没关系，过几天就好了，不需要去医院看看，这也是为什么我们国家癌症患者一经查出大部分就已属中晚期的原因。我们总是害怕生病，觉得这是一件丢人的事，如果得的是精神病就更让人抬不起头，但既然它是一种病，它就和高血压、糖尿病、肝炎、肺结核是一样的。如果说有区别只因为高血压是心血管出了问题，糖尿病是胰岛素分泌出了问题，肝炎是肝脏感染了病毒，肺结核是感染了结核杆菌，而精神病是大脑出了问题，它们同样都需要治疗，通过治疗就有治愈的可能。

5.抑郁症不算什么疾病，只要想开点，不要胡思乱想，多锻炼身体就可以好起来。

这种观点是错误的。采用核磁共振光谱技术发现抑郁症患者的大脑成像显示额叶、海马、基底节等脑区有生化物质代谢异常，并且白质的异常

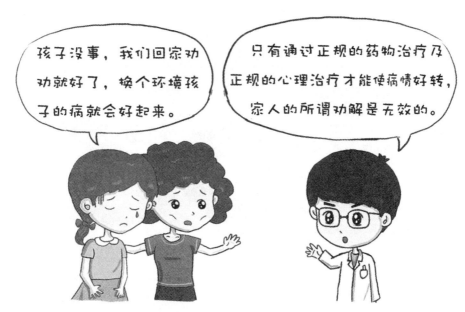

如何治疗心理疾病

较灰质更为明显，生化物质主要集中在谷氨酸能系统和胆碱能系统，说明这些脑区是抑郁症的受累脑区，存在细胞膜的异常和能量代谢异常。抑郁症患者垂体 – 肾上腺功能的异常至少部分程度与下丘脑促肾上腺皮质激素

释放激素（CRH）分泌增强有关。最近的研究采用可的松代替地塞米松进行此种抑制试验，发现抑郁症患者的糖皮质激素快速负反馈调节通路存在缺陷。综上所述，这个试验说明抑郁症是一种疾病，它需要根据相应可能的病因进行对症治疗，只有通过相应的药物治疗才能治愈疾病。在药物治疗的同时，我们不反对身体锻炼等其他方式，但不能本末倒置，把身体锻炼等方式作为主要治疗方式。

6.心理疾病是因为生活压力太大了或者外界刺激引起的，这是疾病的根源。

这种观点是错误的。在诊断心理疾病的诊断标准 DSM-IV 中明确指出，确诊一名精神病患者应从五个方面来考虑，分别为轴 I-临床障碍或

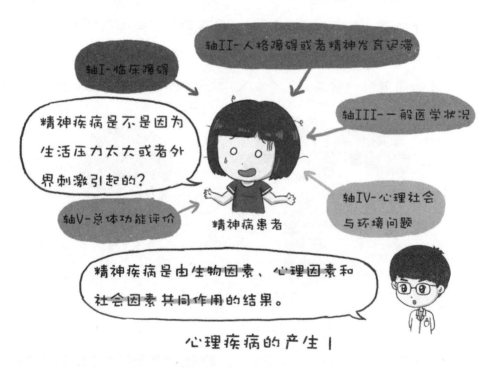

心理疾病的产生 I

其他可能引起临床注意的情况、轴 II-人格障碍或者精神发育迟滞、轴 III-一般医学状况、轴 IV-心理社会与环境问题、轴 V-总体功能评价。不难

看出，最重要的是患者本身的症状表现，心理社会与环境问题对疾病的发生有一定的影响，但绝不是主要因素。

7.我孩子大学都上了，这么聪明，怎么会得精神病呢?

这种观点是错误的。在心理疾病中，精神发育迟缓、痴呆等几类特殊患者人群的表现为智力低下、社会适应困难，即使通过治疗也不会恢复到

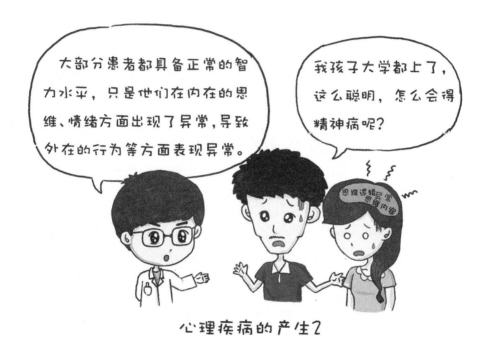

心理疾病的产生2

正常水平。除此之外，大部分患者都具备正常的智力水平，他们在表达、理解等方面是不存在问题的，只是他们在内在的思维逻辑及思维内容方面出现了异常，导致外在的行为等方面表现异常。

8.是不是因为我这个家长没有把孩子照顾好，过去常常忽视孩子，才导致孩子生病了?

这种观点是错误的。近年来我们分析一种疾病已经采取现在大部分人

都认同的生物－心理－社会医学模式，既然心理疾病也属于一种疾病，自然也符合此模式。关于生物基础我们在此之前已大量阐述并认为这是患病的最根本原因，而我们同样认为社会文化因素、心理因素都参与了心理疾病的发生和发展过程。所以我们重视"患病过程"，即患者对疾病的感知、体验、归因、表现和求诊治疗的过程。与躯体疾病相比，社会文化及心理因素对心理疾病的影响更大，但不代表是唯一因素，所以我们不能把患者的疾病仅仅归结于家庭、学校等社会因素，或者受教育程度及自身信仰等文化因素，或者患者自身等心理因素。

9.怎样才能及时发现心理疾病的发生，其有哪些常见的症状？

心理疾病有一些早期症状，如果能及时发现就能提早到医院进行专业的检查来进行疾病的筛查，从而避免患有疾病而未治疗产生的严重后果，主要包括（1）性格改变，尤其是儿童，发病早期多为无明显原因的行为改变，如少言寡语、孤僻、对人冷漠、躲避亲人；有的独自呆坐，或无目地漫游，生活懒散等。（2）类神经官能症症状,是指以失眠、头痛、头晕、乏力、心烦、工作能力下降、注意力不集中等为主要表现的一组症状。（3）失眠。（4）怪异的想法和行为，发病早期整个精神活动尚未出现明显的异常，只是某些想法和行为给人怪怪的感觉，如会问奇怪的问题，出现自言自语，有一些让他人或者自己解释不清的行为。

10.生病是孩子自己的事情，我这个家长也帮不了什么忙，那我就不管了。

这种观点是错误的。目前精神康复的概念越来越得到国家及社会的重视，在精神病学界也已认识到心理疾病患者有由住院治疗跨入社会治疗的必要性和重要性。心理疾病的康复分两部分，第一部分是用药物促进患者的康复，患者在康复期间应坚持服用药物以保证疾病的治疗效果，降低疾病复发几率。第二部分是非药物康复，在此过程中家庭护理扮演着必不可少的角色。家庭护理是以家庭为单位所施行的护理过程，其宗旨是借助家庭内沟通与互动方式的改变，以协助患者对生存空间有更好的调试。家庭康复可以监护和保证患者按时服药、按剂量服药，为能够进行社会康复打下一个牢固的基础。在家庭护理的基础上再对患者进行社会康复，让其参加学习、工作和社会活动，回归社会，实现自我价值。

11.在康复期是不是除了吃药之外没有其他的事情了？

这种观点是错误的。对重度急性期的精神病患者，我们主要采取住院治疗使患者在医院内接受药物治疗、心理治疗、行为治疗等，有效控制病情，为出院后的社区康复创造条件。而对病情稳定、处于康复期的患者，主要采取家庭治疗。在康复期主要有以下几种康复形式：（1）医院外康复训练：家庭康复、工疗站以及其他职业康复。家庭康复是目前社区精神病防治康复工作的一种主要形式。对患者督促服药的同时，进行家庭生活能力、社会交往能力的训练，帮助其参与社会生活；（2）医院内康复训练：在医院门诊接收、安排精神病康复者参加力所能及的生产劳动，开展社会适应能力方面的训练和音乐治疗、绘画治疗、沙盘治疗等活动，同时进行医疗监护和心理康复。总体来说心理疾病的康复形式多种多样，不单纯局限于药物及心理治疗等方式，而且可以进行多种多样的活动以促进患者恢复社会功能、回归社会。

（钱程 白汉平）

二、药物治疗的常见疑问

1.心理疾病不需要通过正规治疗，只要回家休养一段时间能好吗？

心理疾病是一种同心脏病、糖尿病一样的疾病，而不像一个官员贪污出现的思想问题。人们得了心脏病要治疗，得了糖尿病要治疗，得了心理疾病当然也要治疗。您听说过得了心脏病、糖尿病劝劝就能好了？所以只有通过正规的药物治疗及正规的心理治疗才能使病情得到好转，家人的所谓劝解是无效的。

2. 心理疾病仅仅通过心理咨询或者心理治疗能治好吗？

通过心理咨询或者心理治疗可以治疗一部分的心理疾病，但对于大

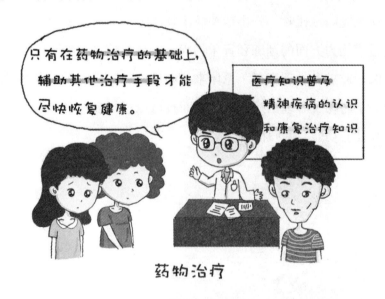

只有在药物治疗的基础上，辅助其他治疗手段才能尽快恢复健康。

医疗知识普及
精神疾病的认识
和康复治疗知识

药物治疗

部分精神障碍性疾病还需要采取以药物治疗为主，心理治疗为辅的治疗方案。

3.都说西药的副作用大，疾病能不能通过中药来治疗呢？

人们通常会说中药的副作用小，但就心理疾病而言，中药并未有确切的治疗效果及副作用的评定。众多的研究表明中药的治疗效果不如西药安全可靠，所以通常我们治疗心理疾病都会选择西药为主。而在医学思维中，第一考虑的就是疗效，第二考虑的才是副作用。药物副作用不是每位服药者都会出现的，并且服用抗精神病药物的副作用固然存在，但药物的疗效也有目共睹，所以说我们不能因为有副作用就否认疗效，利与弊都是同时存在的，因噎废食绝对是不明智的。

4.药物副作用太大，那就不要吃药了。得了心理疾病能忍就忍，它可以自动康复吗？

毫无副作用的药几乎是没有的，中医讲"是药三分毒"就是这个道理。随着抗精神病药的发展，新药的副作用已比传统药低得多。而心理疾病就像高血压、糖尿病一样，可以控制它的症状和发展，保证患者一定的生活质量，但不能去根，可能要终身服药，许多患者不愿接受治疗，家属若过分担心副作用，患者就更不愿服药了。所以，家属采取什么态度非常重要。

5.药物治疗前应该告诉医生哪些事情？

在医生采集病史时应该如实回答医生的提问，明确在本次治疗前是否对先前服用的药物发生过过敏反应，如果曾发生过，是哪类药物，过敏史表现是什么样子；患者以前或现在是否患有确诊的躯体疾病，如高血压、糖尿病、甲亢等，如患有躯体疾病现在是否在服用或准备服用药物治疗躯体疾病；患者以前或者现在是否有饮酒、吸烟的习惯，是否曾有过吸食毒品的行为；如为已婚女性患者，应告知医生目前是否为妊娠期或近期是否有准备怀孕的打算；如为哺乳期的女性患者，应告知医生是否有在药物治疗期间停止哺乳的计划。

6.服药前一定要知道的事情有哪些？

在开始进行药物治疗的初始几天或者在药物剂量增加后，一部分患者可能由于对药物的不耐受而出现药物副反应，常见的如恶心、口干、头晕、便秘等。如果发生此类现象，应及时向医生反映情况，进行对症处理。

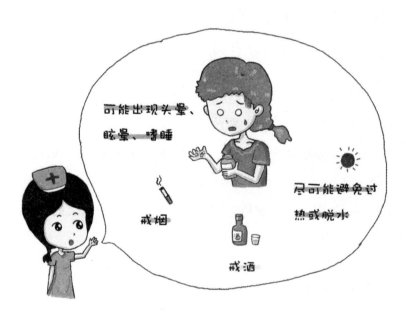

服药前一定要知道的事情

在开始进行药物治疗后应遵医嘱服药，不应漏服药物、私自藏药不服。在进行药物治疗期间，患者应戒烟、戒酒，减少咖啡、茶等刺激性饮品，避免影响药物疗效。

7.心理疾病药物的治疗方式有哪些种类？

现代心理疾病药物的治疗方式主要有三种，第一类为口服药物，主要包括片剂、口服液、口崩片；第二类为长效针剂；第三类为静脉滴注给药。

8.治疗心理疾病的药物分为哪几类，分别治疗哪些疾病？

通过之前几个章节的介绍，大家对于心理疾病应该有一定程度的了解。对于心理疾病，大部分都需要采用药物治疗为主，心理治疗等辅助治疗方式相结合的形式以达到更好的治疗效果。现如今在临床上应用的治疗心理疾病的药物大概分为四类，第一类为抗精神病药物，如氯氮平、奋乃静等药物，主要治疗精神分裂及其他重性心理疾病患者；第二类为抗抑郁药物，如舍曲林、帕罗西汀、文拉法辛等药物，主要治疗各种抑郁状态患者；第三类为抗躁狂药物，如丙戊酸镁、碳酸锂等药物，主要治疗躁狂患者及双相情感障碍患者；第四类为抗焦虑药物，如地西泮、丁螺环酮等药物，用于治疗焦虑障碍患者。上述划分是人为的和相对的，它们之间有相互交叉，例如一部分抗精神病药物兼有较强的抗躁狂作用，抗抑郁药物对焦虑紧张也有效果。每个患者的治疗要根据具体情况选择相应的药物治疗。

9.住院药物治疗与门诊药物治疗的区别在哪里？

门诊是医院的服务窗口，是集诊查、治疗、心理咨询及行政管理于一体的功能部门。医生在医院或诊所里对患者进行诊疗，门诊通常接诊病情表症较轻的患者，经过门诊医生一整套的诊断手段、辅助检查，给患者作出初步诊断。门诊医生能够对症治疗解决的即给予患者进行治疗，对于病情表征较重的患者会建议其住院治疗，进行更为具体及全面的检查，明确诊断。对于心理疾病而言，根据每个患者的实际情况和病情变化，选择合适的药物治疗和住院治疗。根据患者的病情发展及变化，可以及时调整药量，能够更快控制症状及防止病情持续加重，以促进整体病程的缩短及更快地帮助患者认知和社会功能的恢复，也能在一定程度上减轻患者及家属的精神负担和经济负担。

10.药物治疗后出现不良反应怎么办?

在服用药物前可以先向诊疗医生了解可能出现的不良反应。服用药物后及时进行自我监控，观察是否有不良反应的出现。若服用药物后出现不良反应，应及时与医生或药师联系。

11.如何预防漏服药物?

将服药时间与日常生活时间联系起来，使用药盒将一周的用药进行分

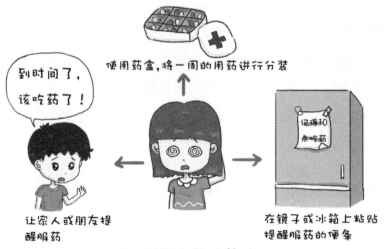

如何预防漏服药物

装，服药后注明服药日期和时间，在镜子或冰箱上粘贴提醒服药的便条，让家人或朋友提醒服药。

12.能同时服用其他药物吗？

如患者患有确诊的躯体疾病，如高血压、糖尿病等疾病，应告知医生，在医生指导下同心理疾病药物一起服用。除上述情况之外，不建议患者服食其他未知具体成分的药物来治疗心理疾病。

13.如果患者误用药过量怎么办？

在药物治疗期间由于患者病情会出现缓解、加重交替出现的现象，从而在院外治疗期间由于监管不严或者患者病情加重而出现患者一餐药物或者多餐药物超剂量服用，发生此情况时应及时和医院联系，及时就诊。在就诊前应尽量查明患者超剂量服用的是哪种药物，服用的剂量是多少，已服用多长时间，在此之前患者病情有无变化，服用超剂量药物后患者有无特殊表现。

14.吃药会上瘾吗？

在治疗心理疾病的药物中，现在确已发现可能产生药物依赖性的唯一一类药物是苯二氮类药物，长期服用（连续用药多于6个月）此类药物可能产生精神依赖和躯体依赖，骤停可能引起戒断症状，若缓慢停药不会出现停药症状。其他精神科药物暂未发现药物依赖性。

15.吃药会吃傻吗？

现如今临床上选择治疗心理疾病的药物大部分都为新型抗精神病药物，其常见副作用如口干、便秘、体重增加、过度镇静、心动过速、锥体外系不良反应等。患者在治疗期间可能表现为困倦、乏力、反应迟钝、注意力不集中、对周围环境缺乏关注，可能会影响患者的生活和工作；但在治疗期间药物是不会改变脑组织结构的，也就是说不会让人的脑子坏掉，不会影响患者的智力。实际上出现这些副作用时，如果及时减药、停药或加用对抗药就能使症状很快减轻或消失。另外根据大量的临床实践和国内外科学家的证实，抗精神病药物并不会损坏脑子，相反，如果患者及家属自行减少药量或者停药就会导致病情复发而损害大脑认知功能。因此，患者及家属不应担忧，只有按医嘱服用药物，心理疾病才有治愈的可能。

16.我可以自行给患者减药或者停药吗？

当患者在住院期间通过一段时间的心理疾病系统治疗达到临床治愈的程度，大部分患者会选择出院，回家继续治疗。此时就面临一个问题，药物是否有继续服用的必要。作为医生我们有义务提醒家属，坚持服药是很

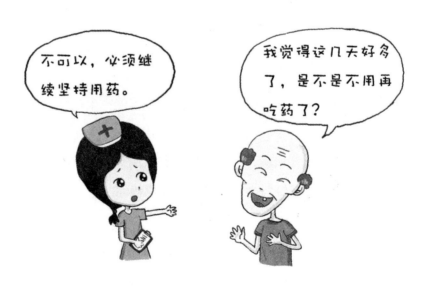

主观感觉改善后仍继续用药

有必要的，只有坚持服药才能减少疾病复发的几率，而且在家服药期间，家属不应自行减少药物剂量或者自行停药。患者及家属应定期到医院进行复诊，医生会根据患者病情恢复情况进行药物剂量的调整，如家属不能定期来院也可以通过电话等形式进行病情反馈，再根据医生的建议进行药物剂量的调整。

患者如果能够遵守医嘱及建议，如在精神疾病急性期、巩固期进行药物治疗，可使得症状彻底消失，从而保证身体功能恢复。缓解期维持治疗是预防疾病复发的重要条件。

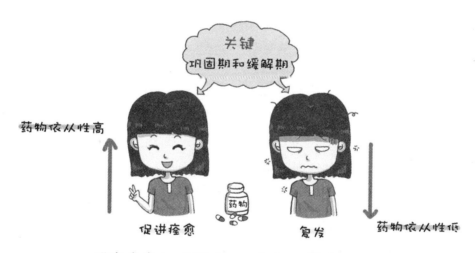

17.心理疾病在短时间内可以治愈吗？

精神病如精神分裂症、情感性精神障碍的发生、发展，有其自然规律，当处在发展期时，应相对及时地接受治疗，控制病情需要一定时间。另外，考虑到患者对药物的承受性、药物可能出现的副反应以及药物的起

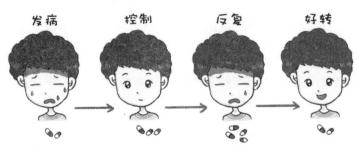

发病　　控制　　反复　　好转

用药的原则通常都是低剂量到高剂量逐渐调整

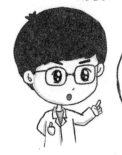

控制病情需要一定时间，有的患者病情控制较慢或治疗早期病情出现反复是可能见到的。

药物的维持治疗

效时间等因素，用药的原则通常都是低剂量到高剂量逐渐调整，因此有的患者病情控制较慢或治疗早期病情出现反复是可能见到的。有的患者家属对此不理解，求愈心切，对医师多加指责，对治疗进行干预，或者中断治疗，辗转他处就医，由此会影响治疗效果。

18.抗精神病药物吃两三个月就可以了吗？

预防大多数心理疾病复发的措施之一是药物的维持治疗。对于初次发作的精神病患者来说，通过药物、心理等综合治疗，70%~80%的患者能够达到临床痊愈，即患者精神症状消失，恢复病前的工作和学习能力。初次发作的精神分裂症患者，经过系统治疗痊愈出院后，如不维持治疗，第一年的复发率约为50%，第二年的复发率约为75%，第三年的复发率达90%。维持治疗的时间当前尚没有公认的标准，目前在精神科有一个新的认识：在维持剂量的基础上，患者自身能耐受，无明显的药物副反应（包括躯体的及实验室检查）者可长期维持治疗。但不少首发的精神病患者及其家属对此不理解，往往不愿承受长期服药的麻烦，或不能忍受药物的副反应，或心怀侥幸等，而不愿接受长期维持治疗，待病情复发时则悔之晚矣。

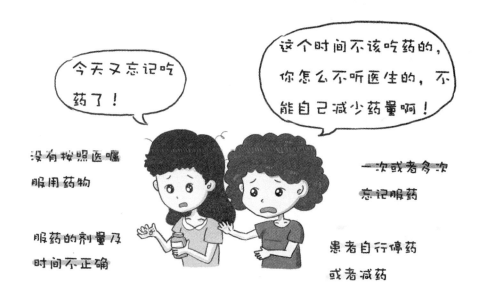

药物治疗需要注意什么

家属应该配合医生，督促患者按时、按量服药。如果经过系统治疗，确实效果不好，医生会及时地换用其他抗精神病药物。因为药物本身具有两重性，既能治病，又可能产生严重的副作用，所以必须在医生的指导下换药才安全。有些患者家属急于求成，自作主张，擅自给患者加大药量或令其同时服用其他精神病药物，这就可能使患者出现严重的药物副作用，使病情恶化。

19.心理疾病有根除的良方或者中医秘方吗?

由于精神病的病因不清,患者多,治疗方法多,患者不知何方更好。许多医院打着广告说有根治的妙方或中医秘方,还拉些所谓的"已治好的精神病患者"现身说法。其实每个人发生精神病的原因不一样,发病部位也不同,时间也有长短之分,何来同样的秘方治不同情况的精神病的?一些患者本打算到大医院接受检查和治疗,可在医院门口就遭受了所谓的"精神病治愈患者"或其"亲戚"(医托)游说到某诊所能治好这个病,被骗去开了几千元的中药,结果一点效也没有。

(钱程 白汉平)

三、心理治疗的常见疑问

1.什么是心理治疗？

心理治疗是指由受过系统心理学训练并取得相关职业资格的人员，运用心理学的原理和方法，在固定场所实施的以建立关系、对话、沟通、深度自我探索、行为改变等的技巧来达到治疗目标的助人行为，例如改善受助者的心理健康或减轻精神疾病症状等。

2.心理治疗和心理咨询的区别在哪里？

心理治疗与心理咨询并没有本质的区别，它们是由不同机构的人员在不同的场所提供的同一种服务。根据最新颁布的《精神卫生法》，心理治疗只能在从事精神障碍诊断、治疗的专科医疗机构内由专业的心理治疗人员开展，学校和社会其他机构只能提供心理咨询服务。

3.心理治疗有什么作用？

心理治疗将帮患者解决所面临的心理困难，减少焦虑、抑郁、恐慌等不良症状；改善患者的非适应行为，包括对人、对事的看法，人际关系不良等；促进人格成熟，使患者能以比较有效且适当的方式来处理问题及适应生活。

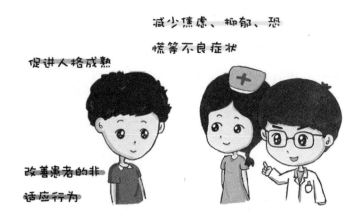

减少焦虑、抑郁、恐慌等不良症状

促进人格成熟

改善患者的非适应行为

心理治疗的作用

4.心理治疗一般以什么形式开展?

心理治疗活动在固定的场所开展。心理治疗的形式主要有个别心理治疗、家庭心理治疗、团体心理治疗等。根据来访者的问题类型和所要达到的目标,治疗师将会安排不同的心理治疗活动。

5.个别心理治疗是什么?

个别心理治疗指治疗师与来访者以一对一的方式进行交谈的治疗,一般一次 50 分钟,一周 1 次,也可一周 2～3 次。除明显的精神异常外,凡存在心理障碍的来访者,特别是那些有心理创伤,但因种种原因不愿轻易吐露隐藏在内心深处痛苦的来访者最适合此种类型的心理治疗。

6.团体心理治疗是什么?

团体心理治疗是将心理治疗技术应用于一组人中,主要通过他们之间的相互影响而达到治疗目的的心理治疗方法。通常情况下,团体心理治疗由 1～2 名心理治疗师领导,有 6～10 名有着共同治疗目标的成员参与,一般一次 90 分钟，一周 1 次，也可一周 2 次。

一个团体即微缩社会，在心理治疗师的引导下，成员在团体中开始交往、相互作用，成员将通过一系列的心理互动过程，探讨自我、尝试改变行为、改善人际关系、解决生活中的问题。

团体心理治疗与个体心理治疗的主要区别在于，个体心理治疗比团体心理治疗更适合探索深层次的问题；团体心理治疗比个体心理治疗更适合探讨与人际交往困难有关的问题。

7.我能找熟人做心理治疗吗？

看其他科的医生也许可以找熟人，但看心理治疗师不行。因为心理治疗起作用的基础在于治疗关系稳定，心理治疗师必须保持情感中立，如果是熟人则难做到客观、中立，这会极大地影响治疗效果。

8.心理治疗师会对我的问题保密吗？

为来访者保密，是对心理治疗师的职业道德的最基本要求。在保密的内容上，有以下三个层次。

(1) 绝对保密的内容：任何您个人所独有的资料都是绝对保密的，如您的姓名、住址、工作单位、电话号码、身份证号码等，所有这些内容没有得到您的允许，治疗师没有权利告诉第三者。

(2) 相对保密的内容：指并非您独有的那些材料，这些材料即使有人知道了也无法据此判断那就是您。例如很多心理问题的表现，都是成千上万来访者所共有的，没有人能通过这些表现来确定那就是您。心理治疗师有时需要将您的这方面的情况与他的同行讨论，以便给您提供更好的治疗。

(3) 不承诺履行保密义务的内容：触犯相关法律（如您可能对自己或他人构成危险；您有虐待儿童、老人或需要依靠您生活的人的嫌疑等）；您的情况比较严重，并涉及自身的安全（如自杀、自残、严重的抑郁等），治疗师会在必要时，通知您的亲属或监护人，并同时征求您的意见，以确保您的安全。

9.为什么心理治疗要这么长时间？

心理问题的形成与一个人的性格和生活经历有关，它的形成经过了漫长的时间，因此，解决心理问题也需要一段时间，不可能一两次治疗就将它们完全解决。心理治疗会给来访者带来行为和心理的持久改变，这些改变和成长是一个极其缓慢的过程，不可能一蹴而就。

10.怎样可以让心理治疗的效果更好？

心理治疗的效果建立在心理治疗师和来访者互信融洽的关系之上，具备以下两个特点的来访者更容易通过心理治疗获益：（1）来访者愿意接受心理治疗，希望自己在行为、情感上作出改变；（2）来访者善于表达和反思自己的经历。

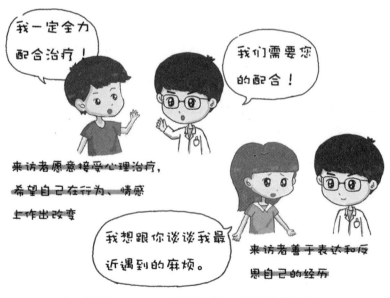

怎样可以让心理治疗的效果更好

11.做心理治疗之前需要做什么准备？

做心理治疗之前，应打电话给心理治疗师所在的机构预约时间。预约时间是必要的，心理治疗师与来访者约定的时间都是固定的。如果不预约，就会影响治疗师的正常工作程序，也会扰乱其他来访者的治疗安排。

在预约时间后，心理治疗师会和您约定正式治疗前的访谈。您在见心理治疗师之前，不用作任何准备。心理治疗师会引导您呈现您的问题。治疗前访谈目的在于向来访者解答关于心理治疗的疑问；初步了解您想要解决的问题；评估心理治疗是否能帮到您，如能帮您解决所存在的问题，需制订什么样的治疗计划等。

12.心理治疗师是什么样的人？

在生活中，心理治疗师跟普通人一样，要工作、学习，面对社会环境和现实，拥有普通人的所有情感，跟普通人一样也有很多困惑和烦恼。在工作上，心理治疗师是一种职业角色，他们感情丰富、细腻，对心理的变化观察敏锐，经常能够感受到自己和他人心理的上复杂情绪，而且愿意用学到的心理理论和技术去帮助有心理困扰的人。

13.对心理治疗师可以什么都说吗？

在觉得安全和对治疗师完全信任的情形下，您应该把您的想法和您对治疗师的看法全部说出来。这样才有利于治疗师全面了解您的情况，也有利于治疗师与您的交流。安全感和信任感是逐渐建立起来的，也就是说需要一段时间，您不可能一开始就信任治疗师。但是，如果经过多次治疗都没有建立对治疗师的信任感，那您就需要开诚布公地与治疗师讨论一下这个问题。

14.为什么有时候做完心理治疗后，心里反而更难受？

心理治疗的最终目标在于心灵的成长。很多时候，我们因为不知道自己心理出了什么问题所以来找心理治疗师。随着心理治疗的进行，我们将会对自己有更多的了解，可能会看到自己从来没有意识到的东西，这些东西有好的，也有不好的。这些不好的东西被揭开，可能会让我们不舒服，但这种不舒服是正常的，当我们走过了这个阶段，将会迎来下一个成长。

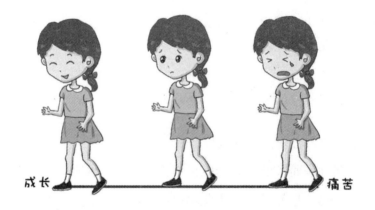

心理治疗的最终目标在于心灵的成长

15.什么情形下需要换心理治疗师？

不论是什么原因，在您强烈地觉得这位治疗师不适合给您做治疗，或者治疗师自己认为他不适合给您继续做治疗时，您都要考虑另找一位治疗师，但是您应该与治疗师直接讨论这个问题，而不应该不辞而别。此外，这位治疗师有义务给您推荐一位他认为适合您的治疗师，至于您是否去找，则完全由您决定。

16.我能在治疗以外的时间跟心理治疗师联系吗，如打电话、发信息?

您和您的心理治疗师是治疗关系，最好只在治疗时间接触。要尽可能避免发展治疗以外的任何关系，如朋友关系等。一般情况下，心理治疗师是不会公布私人联系方式的。但是，在经过讨论之后，治疗师也可能会根据情况给出他的联系方式。在治疗时间之外，您如果有非常严重的问题需要立即跟治疗师谈一谈，您当然可以跟他联系。若不是非常重要的事，那最好是在治疗时间谈。您也最好将您的恰当的联系方式告诉治疗师，以便他在非常特殊的情形下能跟您联系，如他因故不能上班，预约必须推迟等。

除了以上问题以外，如果还有其他的问题，您可以跟您的心理治疗师讨论您的任何疑惑。任何相关的讨论都有助于治疗，不要担心会浪费治疗的时间。

（郑荣）

第三部分
心理疾病康复的家属
护理指南

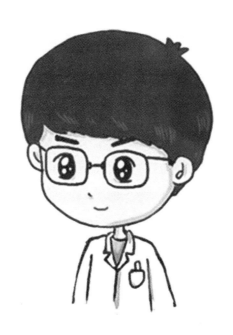

一、家属日常护理的主要内容

1.家属对心理疾病患者护理的重点是什么？

家属护理中最主要的有三件事——吃药、饮食和睡眠。

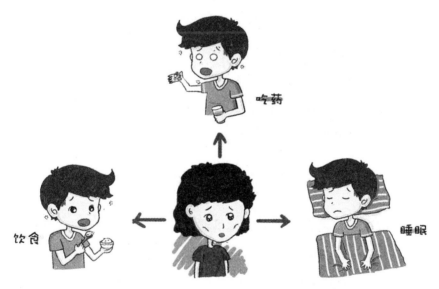

家属在家庭护理中重点就管
三件事——吃药、饮食和睡眠

　　心理疾病复发率很高，规范治疗很重要，因此，家属要督促患者服药并保证患者服药到位。有些患者出于病情影响或者认为自己的疾病已经痊愈，私自减药或不服药；有些患者还会假装服药，其实却把药片含在舌下，之后趁人不注意时将其吐出，这些行为非常容易引起疾病的复发，给家庭和个人带来不必要的麻烦，所以家属应该予以认真和仔细的监督。家属不但要督促患者坚持服药，更要通过交流和开导教育患者养成自觉服药的好习惯，这样一方面有利于达到坚持用药的目的，一方面也可以适当减轻护理负担。

在饮食方面，应该督促患者定时进餐，保证足够的营养和热量，既要防止进食不足，又要防止吃得太多，因为有些抗精神病药物会引起患者食欲增强，也就是形成所谓"贪食"。此时，家属不应出于心疼而放任不管。

在睡眠方面，家属应为患者创造良好的睡眠环境，也就是保持安静，避免强光及噪声，同时患者应合理安排休息时间，白天尽量参加一些力所能及的劳动，午休时间不要太长，睡前避免饮用浓茶、咖啡及进食刺激性食物，最好不要在睡前看恐怖小说和影视作品。

此外，发病后大部分患者的生活能力都会有所下降或缺损，家庭成员应该协助患者整饰仪容，如沐浴、洗衣、理发、美容等，从而有助于患者保持自尊和自我价值感。

2.家属在日常护理中怎样进行观察？

家属应该观察患者有无发病的早期症状，包括性格改变，出现失眠、注意力下降等神经症症状，学习、工作和社交能力无故明显下降等，一旦出现复发征兆，就应立即就诊。

家属还应观察患者服药后的反应，注意有无副作用发生，如便秘、肌肉紧张、无故跌倒，并及时陪同患者复查血常规、肝功能、心电图。

更为重要的是家属要关注患者有无自杀先兆。患者出院后，可能因为受歧视、经济困难、家庭不幸、药源性抑郁、受精神症状支配等多种原因导致自杀或自伤。而一般情况下，患者自杀之前往往会将自杀的念头告诉家属，遇到这种情况，家属宁可过分小心，也不要疏忽大意，应该及时向医生咨询，必要时让患者住院治疗。

3.家属在日常护理中怎样进行倾听？

在家庭护理中，注意倾听不仅能够使得患者的心理压力得到舒缓的出口，而且还可以获得有关病情反应、药物副作用等方面的信息。

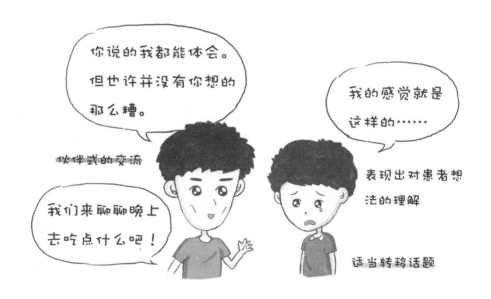

家属在日常护理中怎样进行倾听

在倾听过程中，应不时地表现出对患者想法的理解，即使有时候患者的想法受病情影响而出现歪曲，也不要随意地批评患者或者粗暴地责备患者，这样只会让家庭关系紧张，不利于患者的恢复。

4.家属在日常护理中怎样与患者沟通？

"沟通"在这里包括两个方面：交流和开导。

与患者的交流应该是伙伴式的，不能让患者感觉是在和权威对话，从而增加自卑感。在交流过程中，如果发现患者对于疾病过于忧虑或者纠缠于自己的症状，不要非得跟患者辩个是非曲直，应该适当转移话题，从而转移患者对疾病的注意力。

另外，随着症状的控制，患者自知力的恢复，患者可能会因患病而感到自卑，进而产生悲观死亡情绪。在此阶段，家庭的温暖、鼓励和支持，可使患者精神有所依托，亲友要爱护患者，注意稳定其情绪，使患者树立生活的信心，增强战胜疾病的勇气。此外，心理疾病患者病前常有孤僻、少语、多疑、固执等不良性格特性，所以出院后，家属要多开导，对不良行为要有意识地进行矫正，同时避免不必要的刺激。

有些家属管的范围太广，患者明明症状好了，却总是把他当成发作期的患者去管头管脚；而有些家属又过于放手，什么都不管，任何事情都交给患者自己。

（刘强　白汉平）

二、家属日常护理的常见困扰

1.心理疾病患者和身体疾病患者一样，需要大量照顾，所以是否应不让他们参加任何家务劳动？

有些残留阴性症状的患者以躯体不适为借口逃避劳动，家人对其更是百般呵护，事事包办，甚至衣来伸手、饭来张口。这样就会加重患者的惰性，使得阴性症状迁延不愈，社会功能明显下降，加快精神衰退的进程。此外，由于患者无所事事，整日沉迷于幻想，会导致生活及思维完全脱离现实，以致引发幻觉和妄想，进而导致病情复发。解决的方法是鼓励患者生活自理，自力更生，多做力所能及的事，适当参加职业劳动。

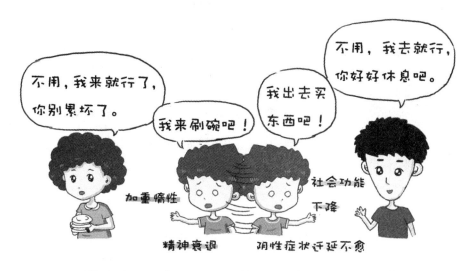

应当鼓励病人生活自理，自力更生，多做力所能及的事，适当参加职业劳动

2.患者患心理疾病是件丢人的事情，所以不让患者参加任何的社会活动，把他隔离起来可以吗？

由于目前社会对精神病患者的偏见和歧视，使患者产生自卑心理及逃避行为，家属也认为让患者避开外界刺激，减少心理应激，有利于病情稳定，便听任患者闭门不出。还有一种情况就是，家属为了防止患者的冲动、攻击、破坏行为，限制患者外出。这样做的后果就是患者与社会隔绝，进而导致社会功能进一步下降，加快精神衰退进程，并增加病情复发的风险。解决方法是鼓励患者多与人交往，适当参加社会活动；同时向周围的人们宣传心理疾病的知识，以获取人们的理解和支持。

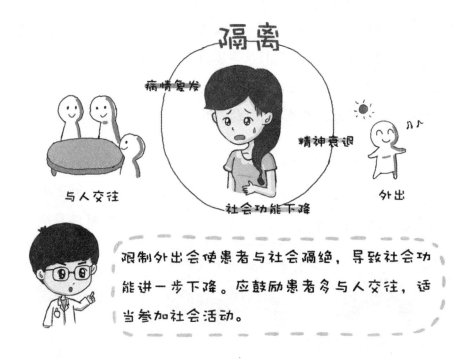

3.为了更好地治疗疾病，频繁不断地换医生可以吗？

切忌病急乱投医。频繁更换就诊医生，这种做法是不恰当的。这是家属的焦虑情绪的反应，可以理解，但对患者的心理影响很大。精神科医生是对病情了解最多的医生。患者从发病到痊愈若一直由一位医生治疗，就减少了新接诊医生再了解、再摸索的重复过程，赢得宝贵的治疗时间。但凡正规院校毕业的医生，家属都应给予其足够的信任。家属和医生之间的关系，在很大程度上决定了患者与医生之间的沟通和患者是否遵医嘱服药，家属起着桥梁的作用，这是由心理疾病的特殊性决定的。

4. 对缺乏自制力和病情严重的患者，让患者自己配药、自己保管药品可以吗？

这是不可以的。由于患者在缓解期会遇到许多现实问题，例如职业、家庭、社会中的挫折，尤其是对疾病本身的恐惧，会使患者出现悲观绝望，所以患者在出院1年内的自杀率往往较高，而服用大量抗精神病药物就是比较常见的自杀方式。所以，针对这一误区的解决方法就是所有药物都应由家属专门管理，并且家属应该定时清点存药。

5. 当疾病中的患者有某些荒谬的想法时，可以通过批评或摆事实、讲道理来消除症状吗？

实际上，通过批评或摆事实、讲道理来消除这些症状，这是不现实的，应尽量避免与患者争论，因为这起不到任何积极作用，只能造成家属和患者间的冲突。

6.家属觉得患者生病了，给整个家庭丢脸，或者让自己在外面很没有面子，经常指责和责备患者，这种行为是否妥当？

这种行为是很不妥当的。很多家属因家里有人患心理疾病感到羞耻、自责、内疚，这种心情是可以理解的，这是由传统不良社会风气、对精神病患者的不理解和不尊重造成的。患精神病和患高血压、肝炎等疾病一样，只是病变侵犯的部位不同而已。所以，家属一定要放下思想包袱，正确认识精神病，尽可能创造条件，让患者与家庭成员、同事、朋友多交往，增强自信，促进其社会功能的恢复。

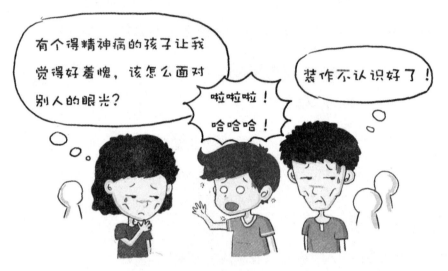

家属一定要放下思想包袱，正确认识精神病，增强病人的自信，促进其社会功能的恢复

7.害怕任何言语会刺激到患者，家属任何事情都不需要跟患者谈？

家属唯恐刺激患者，很多事不与患者谈。其实，与患者谈病情、谈不愉快的事不会刺激患者，精神科医生都有这方面的经验。问题是我们采取什么态度，用什么措辞去谈，如果我们抱着对患者尊重和理解的态度，什么问题都是可以谈的。

8.如果家属觉得患这种疾病没有任何希望了，总是感觉消极悲观怎么办？

事实上，目前还有相当一部分患者尽管通过有效的药物治疗，拥有相当好的心理、社会环境，也不能完全康复，甚至症状不能完全得到控制，这是一个无情的客观现实。但毕竟大部分患者是有希望治愈的，甚至可以完全恢复正常，之后可以去上大学，去参加工作。如果我们采取悲观态度，就不会积极创造有利的条件，甚至耽误了患者的治疗。

9.面对患者极度焦虑的状态，家属该怎么办？

（1）保证营养供给。当人处于极度焦虑状态下的时候食欲差，因此，应给予其高蛋白、高热量、高维生素、低糖、低脂、清淡易消化的饮食。对不方便吃饭者应协助其进餐，使其保持舒适体位。

（2）保证充足的睡眠。焦虑症患者常有睡眠倒错、入睡困难、易醒、早醒等症状，家属应为患者创造良好舒适的环境，减少不必要的外来刺激，教会患者一些促进睡眠的方法，帮助患者养成良好的睡眠习惯。必要时应按医嘱应用催眠药，使患者处于一个好睡眠的状态。

（3）患者焦虑症状发作时，可采用分散注意力的方法缓解症状。患者严重焦虑时应将其安置在安静舒适的房间，避免干扰。必要时设专人陪护，教会患者掌握应对焦虑的方法，有意识地回避或隔离困扰，甚至教会其借由自我认识、自我肯定及接纳别人，进而自我掌控情绪。

（4）根据患者的特点，为患者制订可行的活动计划。指导、安排患者参加公娱疗法活动，患者出现正向改变时要及时给予赞美和鼓励。

10.对于极度抑郁状态下的患者，日常护理应注意什么？

（1）保证环境安全，预防意外。应将患者安置在重症监护病房，靠近护士站，床位便于观察。避免环境刺激与干扰，随时作好病室的安全检查，排除室内一切危险物品，以防患者利用其作为自杀工具。

（2）督促患者进食，保证入量。对不能主动进食、食欲不振或厌食、少食者要注意饮食护理，选择合适患者口味和饮食习惯的食物，可以少量多餐。对严重拒食的患者，必要时应给予鼻饲。

（3）观察睡眠与病情的关系。睡眠障碍是抑郁症患者最为常见的症状，睡眠的改善说明病情有所好转。家属应努力帮助患者建立规律的作息时间，白天少卧床，减少午睡时间，增加白天的活动内容。

（4）协助料理日常生活。家属应设法改善患者的消极状态，对终日卧床、体质较弱的患者，应注意受压部位的皮肤血液循环情况，经常变换卧位，局部按摩受压部位的皮肤。

（5）预防自杀、自伤。①发现患者情绪低落、伤心绝望时护士应注意，患者常趁工作人员麻痹大意或忙碌时自杀。因此护士要心中有数。②夜间不让患者蒙头睡觉，加强巡回，观察入睡情况。③检查患者身上或床单位有无危险物品，及时采取预防措施。④用药后要检查口腔，严防患者积藏大量药物，一次吞服造成自杀。

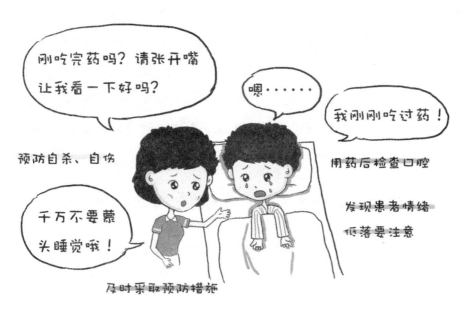

预防自杀、自伤

（6）鼓励患者抒发感觉。严重抑郁症患者思维过程缓慢、思维量减少，甚至有虚无、罪恶妄想。在与语言反应很少的患者接触时，应以耐心、缓慢、和蔼、热情的态度给以鼓励、劝告、指导，并用亲切同情的目光鼓励患者说出最担心什么，最需要什么，最关心什么等。

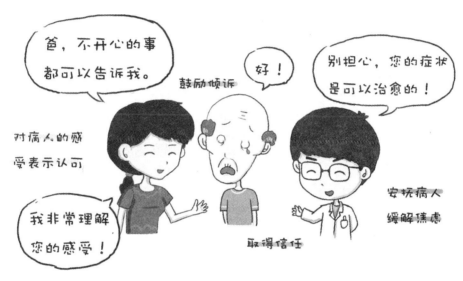

焦虑症的心理护理

11.对于极度躁狂状态下的患者，应该怎么办？

（1）接触兴奋、躁动患者时，针对不同对象要正面耐心劝导，安定情绪，生硬和粗暴会使患者更加兴奋、不满。

（2）对言语增多，激惹性高但尚能接受劝告的患者，可根据其特点和爱好，鼓励其参加适当的工疗或户外活动。

（3）对有伤人毁物行为的患者，应安置其于单人隔离室内，避免一切刺激因素。对冲动患者，工作人员切勿将自己单独与患者同锁一间屋内，须由 2 人以上协同工作，以免受到患者伤害。

（4）对极度兴奋、躁动的患者，应安置于重病室内予以约束。患者出现口干唇裂、喉咙嘶哑时作好口腔护理，设法使患者多饮水，给足量饮食。必要时按医嘱静脉补液。

12. 对于有过自杀、自伤行为的疾病患者，应该怎么办?

（1）一般自杀、自伤者安排在大病室内，以利患者和恢复期患者交往，严重消极者安排在重病室内 24 小时重点监护，以防意外发生，对随时有自杀、自伤行为的患者，必要时可用约束带保护，请家属陪护。

（2）对消极患者应做到心中有数，密切观察患者动态，防止意外发生，尤其在夜间、凌晨、交班时。

（3）对症状"突然好转"的消极患者要警惕，谨防患者伪装病情好转，伺机待工作人员疏忽时采取消极行动。

（4）吃药时防藏药，累积后吞服自杀；测体温时防吞体温计；洗澡时防有意烫伤。

（5）夜深人静时病态思维会高度集中，易因消极意念加重而发生意外，要及时做好安眠处理。

（6）鼓励患者参加公娱活动，以转移、分散患者的消极自杀意念，调动患者情绪。

（刘强　李琴　王嘉怡）

三、家属心理护理的基础

1.孩子的行为出现了问题，无法适应环境，无法上课，所以生病只是孩子的事情吗？

当孩子的行为出现问题，父母们往往认为孩子是那个最需要改变的人。很多家长对孩子疾病的认识有很大的误区，甚至认为孩子患有心理疾

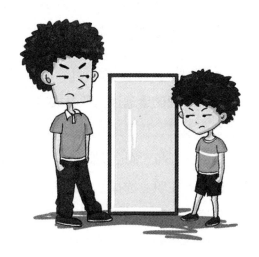

孩子是父母和家庭关系的一面镜子

病是在给自己找麻烦，对自己来说是个重磅炸弹。但事实上，孩子是父母和家庭关系的一面镜子，此时需要帮助和改变的，不仅仅是孩子，更重要

的还有家长自身，和他们之间的亲子关系。

亲子关系，指父母与子女之间的关系，在生物学、社会学和心理学上各有不同的含义。在心理学上，亲子关系主要指父母与子女之间特定的情感态度、互动模式等。如果说孩子是一张白纸，父母是执笔人，那么，人们在这张白纸上能看到的，就是关于父母如何对待自己、对待孩子、对待他人的方式，借用一个时下流行的段子就是——孩子是父母的复印件。

比如，一个孩子经常把父母的话当作耳边风，那么我们大致可以推断出亲子的互动模式：对于孩子的想法和感受，父母要么忽视要么排斥，并且长期如此。如果自己总是被忽视，孩子自然地只能学到同样地忽视父母；如果总是被批评或被劝服而不被允许尝试，孩子就会觉得自己说什么做什么都是错的，出于保护自我价值感的本能，自然地会形成视而不见、充耳不闻的模式。

2.孩子生病了，也没有关系，反正只要学习成绩好，未来有前途就好，这样的观点是正确的吗？

在传统的家庭教育里面，家长会有一个误区，认为孩子学习成绩好，未来发展就一定好。孩子的心理健康远远比学习成绩好、未来的工作好重要很多。从教养孩子的角度来看，孩子的心理发育水平会直接影响其一生的发展水平，而亲子关系的良好与否则会决定孩子心理发育的程度。

学习成绩好固然会让孩子在职业选择上有更大的选择空间，但如果孩子的心理发育不够成熟健康，在越来越需要分工合作的现代职场中，往往会遭遇严重的人际困难，无法应对领导、同事、下属等多个层次复杂的评价标准，最终导致职业发展之路越走越窄。年轻人学业优秀却没法正常工作，或是可以工作却长期陷于严重的焦虑，甚至出现明显的身心障碍，这样的例子在心理咨询来访者中比比皆是。

从孩子的一生发展的角度来看，人生的过程是由一个连着一个的选择结果组成，而在每个节点能否作出适合自己的选择，则取决于当时的心理状态。如果把学习成绩的好坏当作人生马拉松的起跑状态，那么心理健康程度就决定了整个人生马拉松过程中发力的强度和持续性，可以说，一个人的心理健康程度将决定其走得怎样和能走得多远。

3.不恰当的亲子关系会对孩子的成长有影响吗？

恰当的亲子关系将造就心理健康的孩子，而不恰当的亲子关系则会给孩子的一生埋下隐患。

让我们来看一种不恰当的亲子关系对孩子可能的影响。美国电影 Shine（中译名《闪亮的风采》）讲述了一个天才音乐家的心理成长故事，从中可以看到亲子关系如何塑造了孩子的心理，从而造就了一个人的人生之路。

男主角出生于一个饱受战乱之苦的二战幸存者家庭。父亲很爱自己的孩子，但由于早年战乱的经历而对孩子有非常多的担心，比如担心孩子不知世事险恶、担心孩子无法完成音乐梦想、担心孩子离家会遭受不幸，为避免这一切的发生，他让自己代替孩子来做一切决定，包括应该喜欢什么和回避什么、能做和不能做什么、应该怎么做。

孩子的感受不是被父亲忽视就是招来惩罚，弹奏一支曲子得到掌声很开心，父亲却认为演奏水平不够，于是孩子不可以开心；赢了游戏父亲却视而不见，快乐也变得像空气一样毫无价值；与邻居孩子交谈，却因为父亲担心人身安全问题而变成了一种冒险行为，甚至被当成一个严重错误。

这个孩子不可以有自己的爱好，没有自己的朋友圈，不能为自己作任何决定，他丧失了自己的感受和判断能力，一旦脱离父亲的评价，即便弹奏出了最梦幻的曲子，他都享受不到自己的音乐成就。当父亲拒绝与他联系，他便变成了断线的风筝，无法继续自己的生活，以致只能被送到疗养院。但在后半生，这个儿童化的男人有了一个能够自由成长的空间，他的感受得到尊重，原先停滞在少年期的心理重新获得培育。当他开始感受到自己的情感，发现自己的喜好时，他开始能够独自在音乐里陶醉，能够享受弹奏成功所带来的赞美，能够发现自己所爱的人，才真正开始了自己的生活。

当然，影片讲的是一个极其戏剧化的例子，但我们从中可以窥见，爱孩子却不懂得真正的爱，可能会使孩子的人生与父母的美好愿望背道而驰！

4.父母对孩子怎样的爱才是健康的爱？

父母爱孩子，终归是为了让孩子可以更好地独自生活，也就是让孩子学会真正的独立。而独立，决不是到了某个年龄就会自动生成的特质，它需要父母对孩子的无条件的爱，这样的爱，最大的特点便是对孩子有足够的尊重。

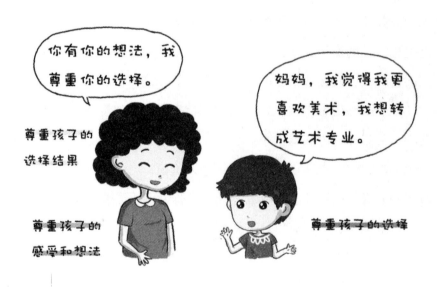

父母对孩子怎样的爱才是健康的爱

（1）尊重孩子。

每一个孩子都是一个独立的个体，教孩子独立绝不是让他"自己一个人"去面对所有事情，而是在他身后默默地看着他，在他求助时提供他所需要的帮助。尊重孩子的感受、喜好和兴趣、能力，让孩子慢慢学会遵循自己的意愿，作出自己的选择，成为他自己。

（2）尊重孩子分几个层次。

首先，尊重孩子的感受和想法。孩子可以自由表达，他可以说自己不高兴，可以说自己不喜欢某人，可以说自己不想去上学，凡此种种，并且不会因为"说出来"而导致父母的批评责骂，也不会因为"说出来"而招来父母的负面评价。

其次，尊重孩子的选择。只要没有生命危险、不触犯道德底线，所有行为都应被允许，哪怕有时看起来不是那么有礼貌，不是那么有道理。

再次，一旦孩子作出选择，无论何种结果，都尊重它。孩子获得成功，与孩子一起开心；孩子犯了错，与孩子一起难过，这就是最大的尊重。孩子常会犯错，当孩子发现自己出错的时候，他们自己会难受。此时，父母如果报以同情，并真诚地跟孩子讨论出错的原因，一起找到适合他的解决方法，孩子自然会认可父母的帮助和支持。如果父母对犯了错的孩子冷嘲热讽，说什么"早知如此何必当初"之类的话，那最大的可能就是会令孩子觉得自己很蠢，从此以后便放弃自己的尝试。

5.不同年龄阶段的孩子，他们的内心需要是一样的吗？

（1）对于婴儿期的孩子，他们的内心需要是在吃饱喝足、清洁干爽之余，常有人来陪他们玩，但有时也要让他们独自躺在那里"嗯嗯啊啊"抓手挠头踢踢脚。

（2）对于幼儿期的孩子，他们内心的需要是凡是够得着的东西都可以摸，凡是到得了的地方都可以去，大人在他们后面跟着就好。摔倒碰疼了有人给抚慰一下——大人不要大惊小怪，那会吓着他们；哭的时候有人抱抱拍拍——大人不要对他们咬牙切齿、横眉冷对。

（3）对于儿童期的孩子，他们内心的需要是当他们有很多念头冒出来，当他们开始尝试自己去做一些事情，他们可以做错事、说错话。如果他们做了什么事让大人很不舒服，请大人告诉他们你们的感受。

（4）对于少年期的孩子，他们内心的需要是他们可以常常去找自己的好朋友，他们想的都可以说出来——尽管有时大人会被他们的怪异想法吓一跳。如果他们说出想法和感觉只会招来大人的批评和劝告，那以后他们就再不会跟大人讲了。他们可以决定自己要做什么或者不做什么，当然，他们愿意的时候也可以听听大人的建议。

（5）青春期的孩子的心理需求会复杂一些，这正是一个人内心冲突最剧烈的时期。

首先是身体成熟和心理不成熟的冲突。他们的身体迅速发育，身体力量急剧增强，这给他们提供了一种错觉，让他们以为自己已经成人，可以去完成所有大人可以做到的事情。但实际上他们的心理远不够成熟，面对层出不穷的学习和生活困境，他们并没有足够的能力完全自己去面对和处理。这天然地形成了青春期的孩子的巨大压力，需要他们不断地调整适应。

其次是依赖父母和离开父母的冲突。随着能力增长，孩子的世界自然地拓展到更大的人际空间，独立的需要也变得越来越强，这令他们要从原本对父母的依赖中解脱出来，这时的孩子往往会有一些矫枉过正的反依赖表现。父母如果不适应和不接纳孩子的这种需要，就会把这些反依赖表现当成逆反，认为孩子不如以前依恋、不如以前听话，如果加上父母自身对孩子的即将离开有恐惧的话，就可能会加大对孩子的控制。两方力量的交汇，便形成了青春期亲子关系中"孩子逃，父母抓"的典型格局，导致了青春期亲子关系问题大爆发。所以父母们需要知道，青春期的孩子最需要的是可以有自己的理想和计划，而且可以尝试去实现它们。父母可能会担心，但他们只会说出担心，而不会禁止自己去做。如果实现不了，他们可以去跟父母说说烦恼和难受。难受过去后，如果父母不批评、不嫌弃的话，他们会很希望听父母说一说他们的想法和经验。

6.在给予孩子关爱的时候，父母需要接受什么样的考验?

良好的亲子关系一定需要父母有承受焦虑的能力。孩子逐渐成熟的过程就是不断尝试、不断纠正、不断调整的过程，这个过程中自然免不了犯

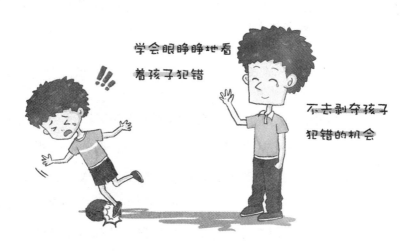

学会眼睁睁地看着孩子犯错

不去剥夺孩子犯错的机会

给予孩子关爱时，父母需要接受的考验

错，犯错是孩子天然的权利！只有犯过错，孩子才会经历从挫败到难过，再到重新爬起继续努力的过程，而这个过程是孩子无比宝贵的经验。经历过这样的过程，孩子就能体会到，一时的失败不会导致万劫不复，失败以后总会有方法重新站起来，这将成为他将来面对失败的力量源泉！为了让

孩子拥有这样宝贵的经验，为人父母者就得学会眼睁睁地看着孩子犯错。如果我们让孩子永不犯错，孩子将永远无法体验到从挫折中爬起的力量感，长大后将会因为害怕犯错而不敢做一些尝试。在这个意义上，尊重就是父母不去剥夺孩子犯错的机会，然后，当孩子为犯错承担后果而伤心难过时，父母应鼓励、安慰孩子，让孩子说出伤心难过的事，这就是给孩子最大的心理支持。

有些父母无法忍受孩子犯错，或者无法忍受孩子对自己的远离，那往往是因为父母自己的成长过程里没有得到这样的机会，在这些父母的内心深处，孩子的犯错或离开激起了自己早年类似的心理冲突，导致这些父母会"预见"到某种很具体的可怕后果，而且会根据这些想象中的后果极力阻挠孩子的尝试，而无暇顾及到孩子真实的感受和需要，进而导致亲子关系出现裂痕甚至越来越大！

7.我们的亲子关系已经形成了，那还可以进行调整吗？

亲子关系最好如前述这样形成，但如果有些家长问"我的孩子已经上大学了，亲子关系都基本定型了，现在改变还来不来得及呢？"答案是——改变永远不会晚！当然，比起从头建立一个关系，改变一个关系模式会困难很多，但是，有努力就会有改变，至于能改变多少，还在于父母是否真的下决心让自己改变，并能坚持不懈，从而真正帮助孩子形成完善的人格。

孩子的成长，其实是父母的修行，是父母自身的成长。无论从哪里开始，都是开始，有开始，就有希望！

（林雅娟）